KOSMOHUMANISMUS

ALBERT IGNATENKO

KOSMO HUMANISMUS

Ganzheitliche Evolution des Menschen im Einklang mit dem Universum

*Aus dem Russischen übersetzt
von Ekaterina Jüstel*

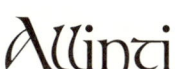

Die vollständige Originalausgabe erschien unter dem Titel
Эволюционная Азбука Жизни. Гражданское общество третьего
тысячелетия (»Das evolutionäre Alphabet des Lebens«):
Pechatnyj dvor, St. Petersburg 2009

© der deutschsprachigen, völlig neu überarbeiteten Teilausgabe:
2013 Allinti Verlag GmbH, Allschwil (Schweiz)
Umschlaggestaltung: Guter Punkt, München,
unter Verwendung eines Motivs von Albert Ignatenko
Herstellung: BuchHaus Robert Gigler, München
Druck und Bindung: Print Consult, München
ISBN 978-3-905836-16-5

www.allinti.ch

Dieses Buch widme ich allen Müttern der Welt, denn mit ihrer Hilfe hat Gott uns das Leben geschenkt. Die größte Seiner Gaben überreichte Er der weiblichen Seele. So senken Geist und Körper ihr Haupt vor allen Müttern unserer Erde.

INHALT

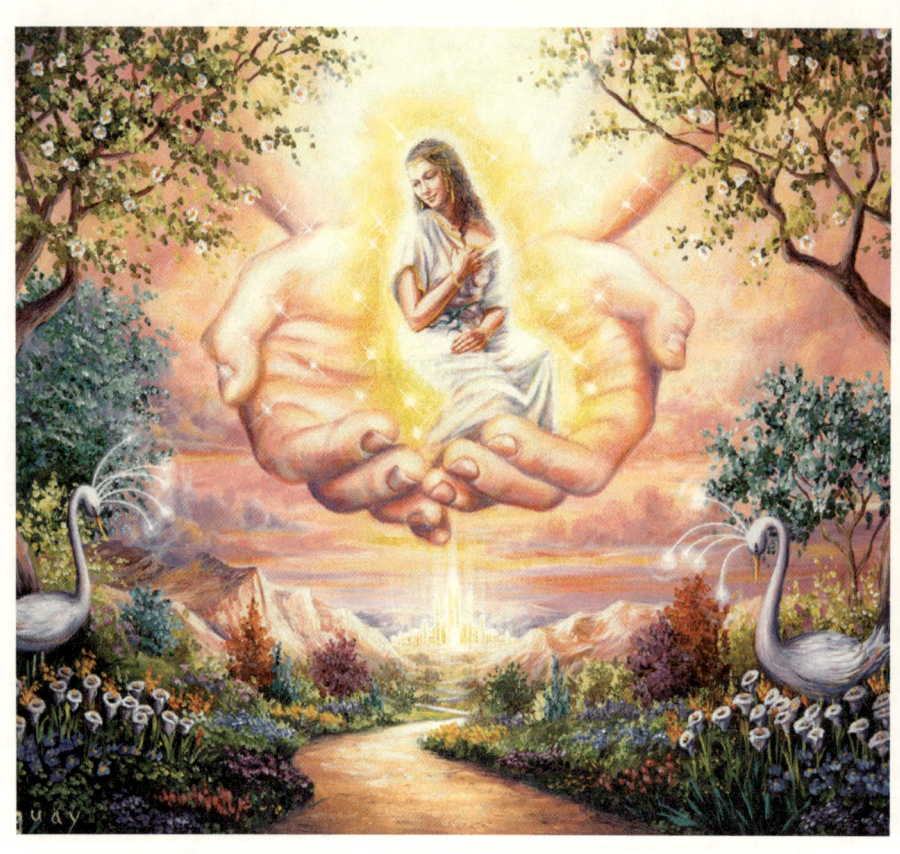

ERSTER TEIL
DAS NEUE PARADIGMA FÜR MENSCH UND UNIVERSUM

Ein neues Bioinformationsmodell des Bewusstseinssystems des Menschen und des Universums

Der Mensch und alle Lebensformen bestehen aus absoluter, spiritueller, ethischer und positiver Information. Diese Information wirken auf die Systeme des Menschen innen und außen mit unterschiedlicher Geschwindigkeit, Form und Kraft (Energie) ein.

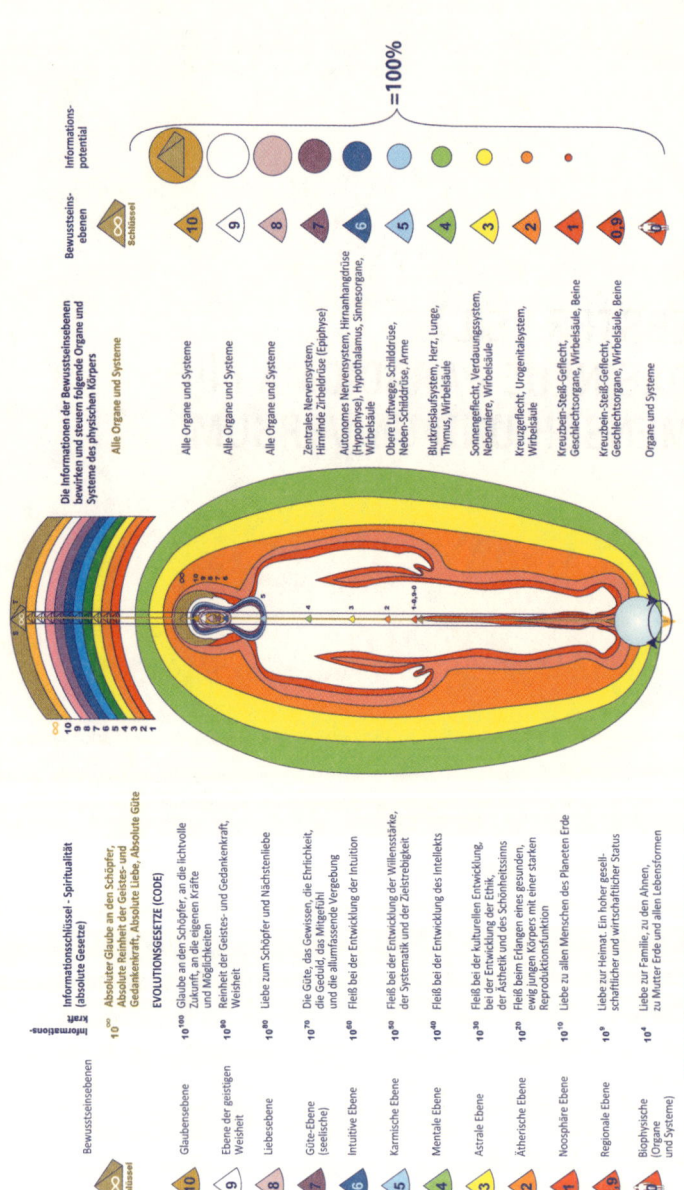

Bewusstseinsebenen	Informations-kraft	Informationsschlüssel - Spiritualität (absolute Gesetze)
∞ Schlüssel	10^{∞}	Absoluter Glaube an den Schöpfer, Absolute Reinheit der Geistes- und Gedankenkraft, Absolute Liebe, Absolute Güte
		EVOLUTIONSGESETZE (CODE)
10 Glaubensebene	10^{100}	Glaube an den Schöpfer, an die lichtvolle Zukunft, an die eigenen Kräfte und Möglichkeiten
9 Ebene der geistigen Weisheit	10^{90}	Reinheit der Geistes- und Gedankenkraft, Weisheit
8 Liebesebene	10^{80}	Liebe zum Schöpfer und Nächstenliebe
7 Güte-Ebene (seelische)	10^{70}	Die Güte, das Gewissen, die Ehrlichkeit, die Geduld, das Mitgefühl und die allumfassende Vergebung
6 Intuitive Ebene	10^{60}	Fleiß bei der Entwicklung der Intuition
5 Karmische Ebene	10^{50}	Fleiß bei der Entwicklung der Willensstärke, der Systematik und der Zielstrebigkeit
4 Mentale Ebene	10^{40}	Fleiß bei der Entwicklung des Intellekts
3 Astrale Ebene	10^{30}	Fleiß bei der kulturellen Entwicklung, bei der Entwicklung der Ethik, der Ästhetik und des Schönheitssinns
2 Ätherische Ebene	10^{20}	Fleiß beim Erlangen eines gesunden, ewig jungen Körpers mit einer starken Reproduktionsfunktion
1 Noosphäre Ebene	10^{10}	Liebe zu allen Menschen des Planeten Erde
0,9 Regionale Ebene	10^{9}	Liebe zur Heimat. Ein hoher gesellschaftlicher und wirtschaftlicher Status
Biophysische (Organe und Systeme)	10^{4}	Liebe zur Familie, zu den Ahnen, zu Mutter Erde und allen Lebensformen

Die Informationen der Bewusstseinsebenen bewirken und steuern folgende Organe und Systeme des physischen Körpers

Bewusstseins-ebenen	Informations-potential
∞ Schlüssel	
10	Alle Organe und Systeme
9	Alle Organe und Systeme
8	Alle Organe und Systeme
7	Zentrales Nervensystem, Hirnlose Zirbeldrüse (Epiphyse)
6	Autonomes Nervensystem, Hirnanhangdrüse (Hypophyse), Hypothalamus, Sinnesorgane, Wirbelsäule
5	Obere Luftwege, Schilddrüse, Neben-Schilddrüse, Arme
4	Blutkreislaufsystem, Herz, Lunge, Thymus, Wirbelsäule
3	Sonnengeflecht, Verdauungssystem, Nebennieren, Wirbelsäule
2	Kreuzgeflecht, Urogenitalsystem, Wirbelsäule
1	Kreuzbein-Steiß-Geflecht, Geschlechtsorgane, Wirbelsäule, Beine
0,9	Kreuzbein-Steiß-Geflecht, Geschlechtsorgane, Wirbelsäule, Beine
0	Organe und Systeme

=100%

Versuchswerte beweisen, dass der Mensch und das Universum zu 99,9% aus feinstofflicher Materie und nur zu 0,1% aus grobstofflicher Materie (die durch Sinnesorgane aufgenommen wird) bestehen.

WAS IST DAS LEBEN?

Das Leben.
Es hat Morgenfrühe, Aufgang und Zenit.
Seine Morgenfrühe ist die Liebe,
Sein Aufgang die Weisheit,
Des Lebens Zenit, das ist die Wahrheit.
PIOTR DINOV

Das Leben ist ein Evolutionsprozess der Arten, Formen und Erscheinungsweisen, an dem der Mensch auf zwei Ebenen teilnimmt: zum einen auf der Ebene des Grobmateriellen, wahrgenommen durch seine Sinnesorgane, zum anderen auf der Ebene des Feinmateriellen, die er in Form von Gedanken und Bildern in sich aufnimmt.

Der Evolutionsprozess kommt in Gang durch die Wechselwirkung zwischen der Energie und der Materie, gestaltet durch die Information, die sich in Raum und Zeit durch Träger von Bewusstsein, wie etwa dem Menschen, manifestiert. Die innere Kraft des Evolutionsprozesses ist die kosmische Energie, die Materialisation und Dematerialisation entstehen lässt. Dies macht die Korrelation zwischen Bewegung, Geschwindigkeit und Materie aus, der wir auf allen Ebenen unseres Daseins begegnen.

Unabdingbare Voraussetzung der Entstehung, Dynamisierung und Erhaltung des universalen Informationsraums ist das Gesetz der Erhaltung der Information sowie ihrer ständigen Veränderung von positiv zu negativ und umgekehrt, von feinstofflich in grobstofflich und umgekehrt, von schwach zu stark und umgekehrt und so weiter. Unabhängig davon, welche Veränderungen in diesem informationellen Ewigkeitsraum geschehen – die Gesamtmenge der in ihm gegenwärtigen Information ist unveränderlich. Dieses Gesetz ist die Grundlage des an das Leben gebundenen Korrelats der Information, des Bewusstseins. Zu allen Zeiten haben die Menschen diesen unauflöslichen Zusammenhang erahnt, woraus der Glaube an das ewige Leben der »Seele« entstand, die stets als das mikrokosmische Analogon zum makrokosmischen All begriffen wurde.

Auf unserem Planeten existiert eine spezifische physisch-biologische, energetisch-informationelle Form des Lebens, die an das harmonische Funktionieren der komplexen Systeme unserer Umwelt gebunden ist. Das irdische Leben als Ganzes ist keineswegs ein geschlossenes System. Es ist das Endprodukt der alles durchdringenden Information, und es gibt keinen Grund zu der Annahme, dass durch sie nur hier und nicht auch in anderen Umgebungen Formen des Lebens hervorgebracht werden könnten.

Wie schöpferisch die Hervorbringung des Lebens in außerirdischen Sphären vor sich geht, wissen wir nicht. Nur sehr elementare Erscheinungsweisen des Lebens außerhalb unserer eigenen Lebenswelt erschließen sich bisher unserem Bewusstsein. Sie sind gebunden an diverse Formen von Strahlung (wie

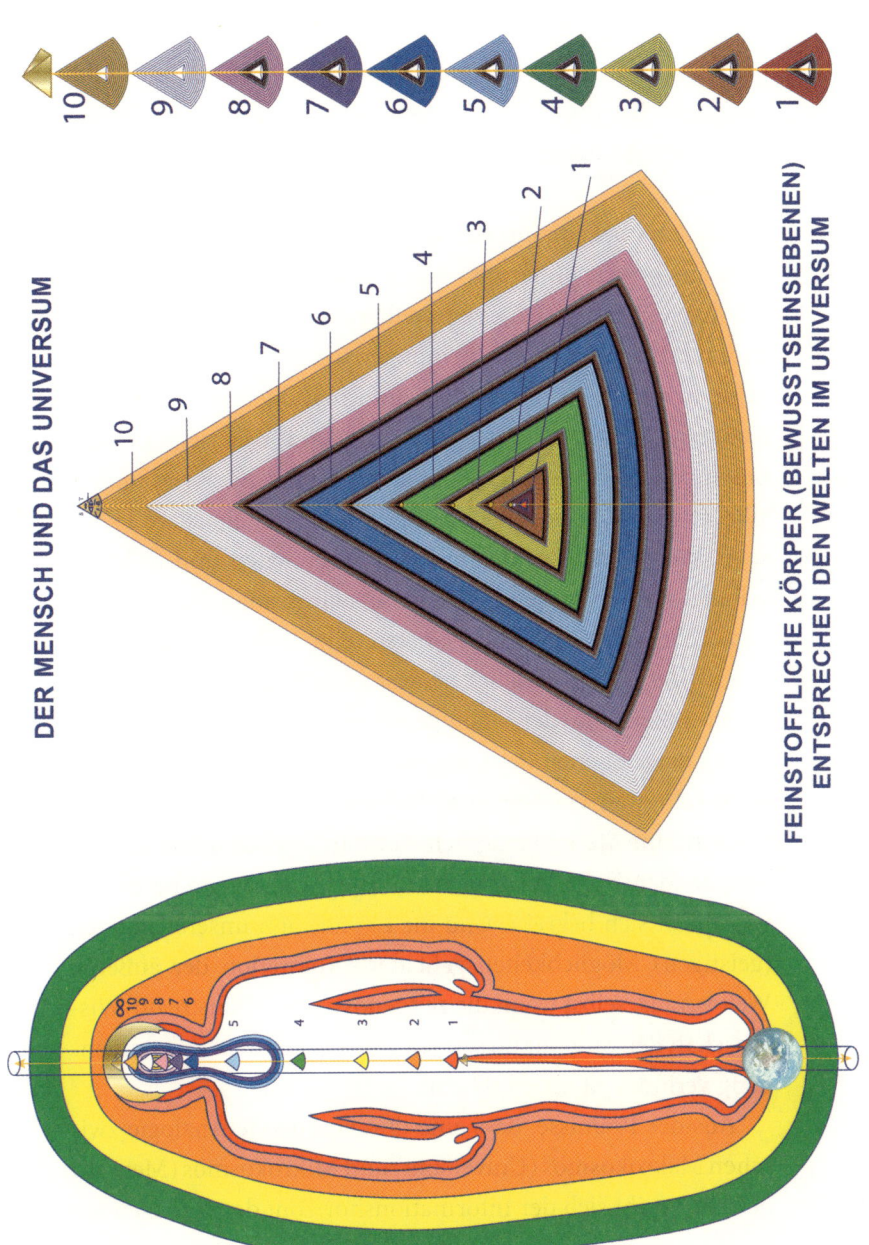

DER MENSCH UND DAS UNIVERSUM

FEINSTOFFLICHE KÖRPER (BEWUSSTSEINSEBENEN)
ENTSPRECHEN DEN WELTEN IM UNIVERSUM

die elektromagnetische und die Neutronenstrahlung) und eine sich, für unser Bewusstsein, ständig erweiternde Schar von Teilchen (atomare, subatomare, Quanten, Bosonen und so weiter).

Alle uns bekannten, von der Komplexität organischen Lebens noch weit entfernten Manifestationen der kosmischen Intelligenz passen sich der jeweiligen Umgebung an und bestimmen sie mit. Alle Erscheinungen des Lebens sind unerlässliche Bestandteile der großen informationellen Einheit der Natur, in ständiger Wechselwirkung und Wechselbeziehung miteinander, wie Glieder einer Kette miteinander verbunden. Wie mannigfach und reichhaltig mag das interstellare Leben sein? Wenn schon in der räumlich begrenzten und in buchstäblich schwer wiegender Weise ans Grobstoffliche gebundenen Lebenswelt unseres Planeten eine solche erstaunliche Vielfalt des Lebens möglich ist, was mögen dann die schöpferischen Potenziale der dem gewöhnlichen Bewusstsein verschlossenen Ebenen des Universums sein? Die Menschheit ist noch sehr weit entfernt von der Beantwortung dieser Frage. Der einzelne Mensch mag sich damit trösten, dass sein eigener Körper identische Informationsmuster wie das gesamte Universum in sich begreift. Und die Exploration unserer inneren (geistigen) Möglichkeiten geht der Exploration der äußeren Welt voraus, selbst wenn die zeitgenössische Mainstream-Wissenschaft den Sinn für diesen seit alters bekannten Zusammenhang verloren zu haben scheint.

Aus der Prämisse, dass eine durchgreifende Analogie zwischen Makrokosmos (Universum) und Mikrokosmos (Mensch) besteht, ergibt sich der Informationshorizont des vorliegenden

Buches. Es dient einerseits der Begründung einer gleichzeitig wissenschaftlichen und spirituellen Sicht auf die Welt, wie sie sich dem heutigen Menschen präsentiert, der sich aus den Begrenzungen des anthropozentrischen Weltbilds zwar intellektuell, aber noch nicht spirituell befreit hat. Andererseits dient es der Informierung des Lesers über seine eigenen unentdeckten geistigen, gesundheitlichen und seelischen Potenziale, indem Lebenswissen vermittelt wird, das zur maximalen Selbstrealisation auf individueller und kollektiver Ebene beitragen soll. Dieser zweifache Ansatz ist konstitutiv für die kosmohumanistische Vision.

WAS IST KOSMOHUMANISMUS?

Fragen wir zunächst: Was *will* der Kosmohumanismus?

Kosmohumanismus will dem Menschen in allen Lebensbereichen geeignete Werkzeuge an die Hand geben, um ihn zu befähigen, sein eigenes wahres Potenzial zu erkennen, zu entwickeln und zu nutzen. Und Kosmohumanismus will eine geistige Information freisetzen, die zur weiteren Entzifferung der Welt und der menschlichen Natur führt und damit einen Beitrag leisten, dass die Zivilisation zur Kultur fortschreitet.

Das kosmologisch-psychologische Modell des Kosmohumanismus beruht auf der Erkenntnis, dass das Bewusstsein des Menschen potenziell über 12 Dimensionen verfügt und dass es einen kosmischen, göttlichen Ursprung hat.

Das Bewusstsein des Menschen ist (potenziell) auf mikrokosmischer Ebene ein Analogon allen Bewusstseins, das im Makrokosmos (manifest) vorhanden ist. Es ist demnach ein unendlich vielfältiges, nicht lineares, geistig-evolutionäres, informationelles Etalon[1] in Matrixform[2], das ein Obergedächtnis

---

1   Wörtlich »Maßverkörperung«. Das heißt, dem Bewusstsein eignet eine maßhaltige Gegenständlichkeit, deren Einwirkungen auf die Umwelt im prinzipiellen Sinne größenmäßig bestimmbar und untereinander vergleichbar sind.
2   Das bedeutet, Bewusstsein ist weder eine zufällig noch ungeordnet auftretende Erscheinung, sondern eine hochstrukturierte Organisation, die sich mit materiellen und energetischen Prozessen verbindet.

besitzt, in dem sich die objektive Realität widerspiegelt. Das menschliche Bewusstsein hat demzufolge Anteil an einem sinnvollen, hochorganisierten Prozess der Entwicklung, nämlich der Vervollkommnung und des Schutzes des Informationslebens im Kosmos.

Das Denken ist die höchste evolutionäre Errungenschaft des Bewusstseins des Individuums. Es sucht und bearbeitet die Information auf seiner eigenen Ebene des Bewusstseins und modelliert aus ihnen Gedankenprogramme, die als Leitsysteme der evolutionären Höherentwicklung zu dienen haben – unter spezifischen Bedingungen, wie sie leider auch und gerade in der Lebenswelt des Menschen vorhanden sind, aber auch zur Involution (Rückentwicklung) führen können.

Der Kosmohumanismus wendet sich ausdrücklich gegen eine utilitaristische, »wertfreie« Nutzung der Information. Vielmehr bekennt er sich zu humanistischen Prinzipen im größeren Zusammenhang eines kosmischen Weltbildes. Damit sind, wie bereits erwähnt, auch sehr konkrete Wegweisungen für eine Lebensführung im Sinne einer positiven evolutionären Entwicklung verbunden. Das Leben muss Sinn und Wert haben, nur dann wird der Mensch den Wunsch haben, es würdig zu leben. Er muss nicht nur zum Wohl seiner selbst, der eigenen Familie und ihm nahestehender Personen arbeiten, sondern auch zum Wohl der Menschheit, der Umwelt, der Erde und des ganzen Weltalls. Wenn der Mensch ein deutliches und klares Ziel im Leben hat, dann erfährt er in der eigenen Selbstvervollkommnung die Absicht des Schöpfers.

Dieses Buch ist als eine Synthese irdischen und kosmischen Wissens gedacht, es will zeitgemäße Antworten liefern auf typische Fragen, die den Menschen seit je beschäftigen. Das kosmohumanistische Modell gibt jedem Menschen die Möglichkeit, die Evolutionsprozesse auf der Erde und im Kosmos zu verstehen und zu begreifen, dass sein eigenes Wohlergehen davon abhängt, dass er sich im Einklang mit den Gesetzen des Universums befindet. Das heißt, sein Glück, seine Erfolge, seine Gesundheit und alles, woran ihm liegt, werden einzig und allein vom Grad seiner eigenen geistigen Evolution bestimmt.

Geistige Information erschafft vergeistigte Energie, ihre Bewegung erschafft mannigfaltige Formen vergeistigter Materie. Diese Informationsmaterie ist schöpferisch, gesund, resistent, langlebig und hat die Fähigkeit, selbständig zu evolvieren.

Aus alldem entsteht eine inspirierende Vorstellung des Weges von der Zivilisation zur Kultur als einer gemeinschaftlichen Lebensform, der die Höherentwicklung in die eigene DNA eingeschrieben ist. Dieser Weg führt von der geistigen Wiedergeburt jedes einzelnen Menschen über die Ökologie von Umwelt und Innenwelt (Erde und Seele) zur ganzheitlichen Erkenntnis des Kosmos und der Verwirklichung des menschlichen Anteils an der universellen Evolution. Dies ist das neue, (r)evolutionäre Paradigma des Kosmohumanismus.

WAS BRAUCHT UNSERE WELT?

*Die größte Macht, die Gott geben konnte, hat Er
dem Geist geschenkt. Und jedes vom Geist erschaffene
Leben ist von dieser Macht erfüllt und somit
wirkungsmächtig. Dies wissend, kann jeder von
euch zum Wohltäter der Menschheit werden.*

O. M. AIVANHOV

Wir leben in einer äußerst interessanten, aber auch gefährlichen, jedenfalls folgenreichen Zeit des Übergangs. Es geht um nichts weniger als darum, das zu retten, was die Lebensgrundlage unserer Spezies bildet: unsere Mutter Erde mit ihrer Biosphäre (der physischen Lebenssphäre) und Noosphäre (der Sphäre des Geistes). Im spirituellen Sinne heißt das, das menschliche Bewusstsein in die Dimensionen des Überbewusstseins, des höchsten Bewusstseins und des absoluten Bewusstseins zu erheben. Auf der Ebene der alltäglichen Existenz erfordert es, zunächst das größte Problem zu verstehen:

Was hindert den Menschen daran, jene negativen Lebenserscheinungen auszuschließen, die seiner weiteren Evolution im Wege stehen?

Um einer Antwort näherzukommen, soll zunächst gefragt werden: Was erzeugt all diese negativen, lebensfeindlichen

Einflüsse, die uns tagtäglich begegnen? Um die Größe der Aufgabe zu erfassen, seien neun Faktoren aufgeführt, die Individuum und Gesellschaft Fesseln anlegen, von denen sich der Mensch befreien muss, um seine Bestimmung zu erfüllen:

1. Das Fehlen einer Synthese von Wissenschaft und Glauben, von Logik und Intuition, von Erkenntnis sowohl der grob- als auch der feinstofflichen Welt
2. Die Unfähigkeit der weltweit etablierten Form wissenschaftlichen Denkens, der wahren Natur des Menschen und seiner energetisch-informationellen Natur und Verpflichtung, im Rahmen der Evolution der Erde und des Universums gerecht zu werden
3. Das daraus resultierende Scheitern der Mainstream-Wissenschaft, die Existenz einer allkosmischen, gleichzeitig physisch-biologischen und energetisch-informationellen Matrix der geistigen Durchdringung der Materie in Rechnung zu stellen, geschweige denn die Aufgabe des menschlichen Bewusstseinssystems in diesem übergreifenden System zu erkennen
4. Das Manko an gesichertem Wissen über die universellen informationellen Gesetze, die auch Aufbau, Entwicklung und Vervollkommnung des menschlichen Bewusstseinssystems ermöglichen und in Gang halten. Dieses – wiederum 12 Dimensionen enthaltende – Bewusstseinssystem existiert und evolviert dank eines präzise ausbalancierten Austauschs mit der Umwelt, mit Elementen und Energien, aber vor allem hauptsächlich mit der evolutionären, geistigen Information

5. Das Defizit an differenziertem und tragfähigem Wissen um die überragende Rolle der positiven und negativen Information im Leben des Menschen und im gesamten Universum sowie um ihre Voraussetzungen, Gesetzmäßigkeiten, Mechanismen und Nutzungsmöglichkeiten

6. In diesem Zusammenhang vor allem das Fehlen einer einheitlichen, umfassenden und operationalisierbaren Klassifikation der mannigfaltigen Arten von fein- und grobstofflicher Information

7. Demzufolge die Nichtverfügbarkeit alltagstauglicher Mittel und Wege zur systematischen Erkennung und Transformierung – sowohl auf bewusster wie auf unbewusster Ebene – unnützer, schädlicher, negativer Information als der Urquelle aller Lebenserscheinungen, die zu geistiger Verarmung und evolutionärem Stillstand, ja Rückschritt führen müssen

8. Die Nichtverfügbarkeit erprobter wissenschaftlicher Methoden, um Individuum und Gesellschaft die – bewusste und unbewusste – Erkennung, Auswahl und Verwendung nützlicher, das heißt positiv-evolutionärer, Information zu erleichtern und zu ermöglichen, und zwar sowohl auf feinstofflicher als auch auf grobstofflicher Ebene

9. Die Nichtverfügbarkeit spirituell-ethischer Kriterien der Beurteilung des Entwicklungsniveaus von Individuum und Gesellschaft vom evolutionären, geistig-informationellen Standpunkt aus

Zum einen ist dieses Buch eine spirituelle Vision, zum anderen der Versuch einer wissenschaftlichen Ontologie, das heißt einer Gesamtschau des Seins von Gott, Kosmos und Mensch. Die Theorie ist dabei nur Mittel zum Zweck, um dem Leser zu ermöglichen, der Beantwortung substanzieller Lebensfragen einen konkreten Schritt näherzukommen:

> Wie gelange ich zu einer positiven, dem Leben zugewandten Denk- und Handlungsweise?

> Welchen Betrag kann ich zur Evolution der menschlichen Gesellschaft leisten?

> Wie kann ich das mir gegebene Potential zur Erkenntnis Gottes, des Universums und meiner selbst ausschöpfen?

> Wie erlange ich eine gesunde, durch positive Informationen steuerbare Psyche?

> Wie kann ich mich auf eine hohe Bewusstseinsebene hin entwickeln, die von hoher Geisteskraft, sicherer Intuition und Übereinstimmung mit den universellen evolutionären Gesetzen gekennzeichnet ist?

> Wie erlange ich einen angemessenen sozialen und ökonomischen Status sowie eine befriedigende und meinen Fähigkeiten entsprechende Tätigkeit?

> Wie verbinde ich in für mich optimaler Weise mein persönliches Gedeihen auf der materiell-alltäglichen Ebene mit meiner spirituellen Selbstverwirklichung?

DIE DREI PFEILER KOSMOHUMANISTISCHER WISSENSCHAFT

Ich weiß, dass ich nichts weiß.

SOKRATES

Der unsterblich gewordene Satz des großen griechischen Philosophen ist Leitspruch des Weisheitssuchers und des Wissenschaftlers gleichermaßen. Wer nicht von seiner Wahrheit durchdrungen ist, hat weder eine innere Beziehung zur Wissenschaft noch zur Weisheit. Wissenschaft hat keine Angst vor Unwissen. Und Weisheit heißt, der eigenen Unwissenheit ohne Angst zu begegnen. Die evolutionäre Spirale der Vervollkommnung des Bewusstseins greift höher und höher aus, wobei Hürden und Schwierigkeiten den Nährboden bilden, aus dem das Wissen und die Weisheit wachsen.

Wenn an das Orakel von Delphi die Frage gerichtet wurde, was das verborgene Wissen sei, erfolgte die Antwort: »Mensch, erkenne dich selbst.« Das wahre Wissen bleibt so lange verborgen, wie es an Weisheit fehlt. Der Mensch muss sich selbst erkennen, um die Gesetze des Universums zu verstehen. Denn Erkenntnis des Selbst ist immer auch Erkenntnis von Allem, gemäß dem seit Urzeiten bekannten Analogon von Makrokosmos (All) und Mikrokosmos (Mensch). In der Sprache heutiger Wissenschaft ausgedrückt: Im Menschen selbst ist die vollständige Information über das gesamte Universum codiert.

Ein denkendes und empfindendes Wesen wie der Mensch ist wie ein Hologramm, das die multidimensionale evolutionäre Information der kosmischen Gesetze und des Schöpfers enthält. Wenn man das entsprechende Wissen hat, kann man anhand dieser holografischen Codierung beliebige Gesetzmäßigkeiten des Universums verstehen und darstellen. Denn die Funktionsweisen jeder Ebene der Schöpfung sind zwar einzigartig, die Gesetze des Schöpfers jedoch sind überall dieselben. Ob physische, energetische oder informationelle Erscheinungen – alles wird durch das allumfassende Band der kosmischen Gesetze zusammengehalten. Das Leben auf der Erde und das Leben im Kosmos sind untrennbar.

Die Natur schenkt uns Menschen nicht dieses Wissen. Wir erwerben es im Kampf mit Schwierigkeiten, die wir allerdings oft selbst durch die Übertretung der kosmischen Gesetze erschaffen haben. Und heute stehen wir an einer Schwelle. Während die menschliche Spezies sich bisher, auch ohne ihr bewusstes Zutun, allein dank der von der Natur vorgegebenen genetischen Programme entwickeln konnte, ist jetzt etwas qualitativ Anderes, etwas völlig Neues erforderlich. Die Fortentwicklung des Menschen muss nun durch sein persönliches Bestreben, seinen freien Willen und seinen starken Glauben an die eigenen grenzenlosen Möglichkeiten bewirkt werden. Das bedeutet: durch Selbsterkenntnis, Selbstvervollkommnung und maximale Selbstrealisation. Es ist Teil der kosmohumanistischen Vision, dafür eine allseitige Methodologie bereitzustellen, via Entschlüsselung des geistig-informationellen Codes von Mikrokosmos (Mensch) und Makrokosmos (Universum). Diese Methodologie drückt sich aus in den Wissensgebieten der Allgemeinen Kosmoeniopsychologie, der Psychoinformatiologie und der Kosmoenioufologie.

KOSMOENIOPSYCHOLOGIE: Sie untersucht und beschreibt die Gesetzmäßigkeiten und Funktionsweisen des energetisch-informationellen Austauschs auf allen Ebenen der Stofflichkeit. Im Besonderen sucht sie, die Vorgänge des grob- und feinstofflichen Informationsaustauschs auf allen Ebenen und Unterebenen des Bewusstseins zu erkennen. Dieser Austausch findet überall statt: innerhalb eines Menschen ebenso wie zwischen mehreren Menschen; zwischen jeglichen Lebensformen innerhalb und außerhalb der Erde, ob mit oder ohne Beteiligung des Menschen; innerhalb und außerhalb von Biosphäre und Noosphäre; mit dem und innerhalb des Universums selbst.

Darüber hinaus bemüht sich die Kosmoeniopsychologie, konkrete Beiträge zum kosmohumanistischen Auftrag zu leisten. Sie zielt deshalb auch auf die Erarbeitung lebenspraktischer Modelle, die eine vermehrte Ausschöpfung menschlichen Potenzials zum Ziel haben. Dazu entwickelt sie möglichst effektive Gedankenprogramme zur mentalen und emotionalen Selbststeuerung, stets zielend auf systemische Harmonisierung des menschlichen Lebens, also auf Gesundheit, Langlebigkeit und persönliches Glück. Auch dafür erarbeitet sie entsprechende lebenspraktische Methoden. Der Fokus der Kosmoeniopsychologie richtet sich demnach stets auf die kosmische Schnittstelle Mensch: auf die Fortentwicklung seiner

Selbsterkenntnis, Selbstvervollkommnung und Selbstverwirklichung, auf die Verlängerung des aktiven Lebens, auf die Ermöglichung der Erkenntnis des Seins, des Universums und des Schöpfers.

PSYCHOINFORMATIOLOGIE: Sie untersucht und beschreibt die Gesetzmäßigkeiten und Mechanismen der energoinformationellen Interdependenz zwischen dem Menschen und seiner feinstofflichen und grobstofflichen Umgebung. Ihr Auftrag ist die Erarbeitung lebensbejahender, ökologisch sauberer Lösungen an der Schnittstelle Kosmos/Mensch. Ein Schwerpunkt sind verbale und nonverbale psychoinformationelle Methoden der Kommunikation zwischen Menschen, zwischen Mensch und allen irdischen Lebensformen, mit Biosphäre, Noosphäre und Universum. Sie stützt sich dabei auf die Ergebnisse der akademischen Wissenschaft Informatiologie, die uns den Blick für das Gebundensein jeglichen evolutionären Fortschritts an die informationelle Struktur des Universums geöffnet hat. Und sie entwickelt deren Ergebnisse fort, indem sie die praktischen Techniken der Kosmoeniopsychologie ergänzt, um aus beidem ein Aggregat für die bewusste Zusammenarbeit des Menschen mit dem allgemeinen evolutionären Prozess zu schaffen. Dazu gehören neuartige psychoinformationelle Methoden psychosuggestiver und psychoholografischer Provenienz. Zur praktischen Anwendung gebracht werden Übertragungen von subinformativen Programmen, meditative, rituelle und psychophysische Technologien sowie psychoinformationelle technische Systeme.

KOSMOENIOUFOLOGIE: Sie untersucht und beschreibt die Gesetzmäßigkeiten und Mechanismen psychoinformationeller Wechselwirkungen des menschlichen Bewusstseins mit allen kosmischen Bewusstseinsebenen und ihren jeweiligen Bewusstseinsträgern. Im Mittelpunkt steht jedoch weniger der Versuch einer Kontaktaufnahme mit sogenannten außerirdischen Zivilisationen. Vielmehr geht es um die methodische Angleichung der Wissens- und Erkenntnismöglichkeiten des Menschen an das ungleich umfassendere Wissen der kosmischen Intelligenz(en). Die Kosmoenioufologie postuliert, dass es sehr wohl möglich ist, auf geistigem Wege überweltliche Dimensionen zu explorieren, die heutiger Schulwissenschaft verschlossen sind. In letzter Konsequenz strebt der Mensch nach Annäherung an das All-Wissen des Schöpfers und Erhalters des Universums. In diesem Sinne bemüht sich die Kosmoenioufologie um die Erarbeitung nonverbaler psychoinformationeller Methoden der Kommunikation mit höheren Bewusstseinsebenen und stützt sich dabei auf die Ergebnisse von Kosmoeniopsychologie und Psychoinformatiologie.

Kosmoeniopsychologie, Psychoinformatiologie und Kosmoenioufologie sind als ganzheitliches Wissenssystem zu verstehen. Es liegt in der Natur der Sache, dass in Forschung und praktischer Anwendung eine trennscharfe Unterscheidung weder stets möglich noch gewollt ist. Es geht um die Erfassung holografischer Wirklichkeit – Synthese, Ganzheitlichkeit und Universalismus sind unerlässliche Bestandteile des dazu erforderlichen Kognitionsvorgangs. Das neue Paradigma Mensch-Erde-Universum soll einen alltagsfesten Ansatz zur

Transformation des menschlichen Bewusstseins bieten, in Richtung auf die volle Realisierung und Nutzung der 12 Ebenen geistiger Verwirklichung und des vollen Potenzials der uns vom Schöpfer zugedachten psychischen Ressourcen.

Die Hauptinstrumente für diesen lebenspraktischen Ansatz sind psychoinformationelle Methoden und Technologien des Testens, Transformierens und Ausschließens unnützer, schädlicher feinstofflicher und grobstofflicher Information für Individuum, Gesellschaft, Umwelt und Universum. Dieser Prozess vollzieht sich sowohl auf der bewussten als auch auf der unbewussten Ebene. Parallel erfolgt die Anziehung, Aufnahme und Nutzung positiver, evolutionär vorteilhafter Informationen in das System des Menschen. Durch die Manifestierung von positivem Denken, Sprechen und Handeln entstehen positive Emotionen und Denkmodelle, die individuelle geistige Ebene wird gehoben, und die Intuition wird ebenso gestärkt wie der Intellekt. Last, but not least, wird die unabdingbare Voraussetzung für all dies geschaffen: Langlebigkeit bei voller Gesundheit und geistig-körperlicher Aktivität.

NOOSPHÄRE, SYMBIOSE, FELD-FORM: DIE SPRACHE DES LEBENS IST NONVERBAL

Die Menschheit als Ganzes wird zu einer immer größeren geologischen Kraft … Es stellt sich die Frage nach dem Umbau der Biosphäre zugunsten der frei denkenden Menschheit. Dieser neue Zustand der Biosphäre, dem wir uns unmerklich nähern, ist die Noosphäre.

W. I. WERNADSKI

Der enorme Aufschwung der naturwissenschaftlichen Forschung sowie in Psychologie, Sozial- und Wirtschaftswissenschaften um die Wende des 19./20. Jahrhunderts und die damit einhergehenden Innovationen in bildenden Künsten und Literatur sind ein Beispiel für Phasen beschleunigter Entwicklung in der Geistesgeschichte. Auch gegenwärtig erleben wir eine Periode tiefgreifenden Umbruchs, diesmal vor allem dank bahnbrechender technologischer Innovationen, durch die unsere Welt zusammenwächst und zur Geburtsstätte einer globalen Menschheitskultur werden kann.

Das herrschende Weltbild bietet keine wirkliche Erklärung für solchermaßen beschleunigte geistige und psychosoziale Entwicklungssprünge. Es kennt kein Deutungsmodell, das über deren kulturgeschichtliche, ökonomische und technolo-

gische Ursachen hinausgeht. Dies wirft Licht auf eine klaffen-
de Lücke im Wissenskanon unserer Zivilisation: Wir sind
nach wie vor unfähig, die evolutionäre Spiralbewegung unserer Spezies nachzuvollziehen. Uns fehlen fundamentale Erkenntnisse über die lebendige Materie, die Biosphäre und
nicht zuletzt über den Menschen selbst. Einen wichtigen Beitrag auf dem Weg dorthin leistete der russische Naturforscher
und Denker Wladimir Iwanowitsch Wernadski (1863–1945).
Er definierte und analysierte die Eigenschaften der lebendigen
Materie und hob sie aus der sozialen und philosophischen De-
finition des Lebens heraus. Er verstand bereits, dass lebendige
Materie ein kosmisches Phänomen ist.

Durch die Analysen von Materie außerirdischen Ursprungs
wissen wir heute: Es ist unwahrscheinlich, dass das, was wir
»Leben« nennen, auf der Erde entstanden ist. Sein Eintritt in
die Evolution ist die Folge eines Bündnisses der kosmischen
lebenden Substanz (Energie und Information) mit der irdischen Materie. Wernadski entwickelte die Lehre von der Noosphäre (von altgriechisch *nous* = Geist, Verstand). In Analogie
zur Biosphäre – der Begriff wurde ebenfalls von ihm geprägt –
als Trägerin des vitalen Lebens galt ihm die Noosphäre als der
Raum allen irdischen Bewusstseins. Die Räumlichkeit der
Noosphäre verweist auf die stoffliche Basis der Information als
der Urquelle der geistigen Durchdringung der Materie.

Der Ukrainer N. G. Holodnij spricht in Anlehnung an Wernadski von »anthropischem Kosmismus«. Der Kosmologe
Brandon Carter hatte den Begriff »anthropisches Prinzip« in
die wissenschaftliche Diskussion eingeführt. Er besagt, einfach
ausgedrückt, dass ein Mensch, als Teil des Systems, das er be-

obachtet, dieses nur insofern sehen kann, als dass er das, was er sieht, nach seinem eigenen Bilde formt. Insofern hat es einen psychologischen und keinen logischen Grund, dass wir heute nach ähnlichen Lebensformen im Kosmos suchen, wie wir sie auf der Erde vorfinden und selbst verkörpern: Die auf Sauerstoff und Protein-Nukleotid basierte Lebensform, wie sie auf unserem Planeten existiert, wird von der Mainstream-Wissenschaft nicht als womöglich einzigartige, sondern unter der Hand als einzig mögliche Lebensform im Universum aufgefasst. Im Grunde ist diese Sicht der Dinge anthropozentrisch, das heißt, das Erkenntnisinteresse ist nach unserem eigenen Bilde geformt. Es dürfte an der Zeit sein, dass wir das Leben, die Erde und die Menschheit jedoch nicht mehr unter der Perspektive überkommener gedanklicher Prämissen betrachten.

Der russische Kosmismus rang um ein neues wissenschaftliches Welt- und Menschenbild. Forscher wie Fjodorov, Ziolkowski und Wernadski postulierten nicht nur eine Vielfalt von Lebensformen im Universum, sondern dass das Leben als solches auf ganz anderer Grundlage entstehen könnte als auf der Erde. Wir Menschen sind das Ergebnis einer sehr speziellen Symbiose aus unterschiedlichsten Erscheinungsformen belebter Materie.

Die Wissenschaftsgeschichte lehrt, dass die Fähigkeit zur Symbiose eine sehr grundlegende Eigenschaft des Lebens ist und dass ihre Möglichkeiten viel größer sind, als menschlicher Forschergeist sich vorzustellen vermochte. Antoni van Leeuwenhoek sah durch das Mikroskop erstmals die bis dahin unbekannte Welt der Bakterien – und eröffnete damit völlig unerwartet eine ganz neue Sicht auf die kleinen und kleinsten

Strukturen der Dinge. Auf einmal erkannte man das Vorhandensein symbiotischer Gemeinschaften zwischen Bakterien, Pflanzen, Tieren und auch Menschen. Die Bereiche, aus denen sich Leben entwickelt und selbst organisiert, wurden zunehmend als komplexe, in sich vernetzte Strukturen erkannt. Auf die Entdeckung der Viren folgte die Entdeckung der Prionen, die Information tragen und damit bereits als Erscheinungsform der »Informationsmaterie« betrachtet werden können.

Immer noch umstritten, wenn auch durch Untersuchungen französischer und russischer Wissenschaftler bereits gut belegt, ist die These, dass biologische Information auch in den Kristallstrukturen des Wassers übertragen werden kann. Damit wäre eine Art »biologisches Gedächtnis« entdeckt. All das sollte uns vorsichtig werden lassen, wenn es um die Frage geht, ob Leben tatsächlich nur in der Art möglich ist, wie wir es als solches (an)erkennen. Der Philosoph und Wissenschaftler K. Ziolkowski fragte, ob nicht das Universum insgesamt als Lebewesen anzusehen sei, wo Leben doch als Verbindung von Elementen mit Energie und Information beschrieben werden kann.

Als besonders interessant kann in diesem Zusammenhang gelten, was I. A. Timirjazev die nicht entropische Funktion des Chlorophylls nannte. Bereits in den Sechzigerjahren wurden dazu in den Laboren des Medizinischen Instituts von Novosibirsk entsprechende Versuche durchgeführt. Es ging darum, der informationellen Wechselwirkung zwischen den grundlegendsten Bausteinen irdischen Lebens auf die Spur zu kommen.

Man brachte menschliche Zellen in zwei spezielle Gefäße, die durch eine Glaswand voneinander getrennt waren. Es gab also lediglich eine optische Verbindung, die jederzeit auch unterbrochen werden konnte. Dann infizierte man die Zellen in dem einen Gefäß, sodass diese krank wurden und starben. Die Versuchsreihe erbrachte ein erstaunliches Ergebnis. Wenn in der Krankheitsperiode die kranken Zellen während eines Zeitraums von lediglich vier Stunden mit den gesunden Zellen optisch in Kontakt waren, so erkrankten diese ebenfalls und starben schließlich ab. Alle Versuche wurden mit Kamera dokumentiert, doch das Phänomen galt in der damaligen Zeit als so unglaublich, dass es von der internationalen Wissenschaftsgemeinde fast völlig ignoriert wurde.

Ähnliche Versuchsreihen waren schon zuvor von A. G. Gurwitsch durchgeführt worden. Er stellte fest, dass bei der Zellteilung infolge bestimmter chemischer Prozesse ein photochemischer Zerfall beobachtbar ist, währenddessen sich ein Quant ultravioletten Lichts (»Gurwitsch-Strahlung«) auf die Nachbarzelle überträgt, die sich daraufhin ebenfalls zu teilen beginnt. Somit war bewiesen, dass in der Zellstruktur eines lebenden Organismus ein ständiger Informationsaustausch besteht, der nicht auf Signale aus genetischen Programmen angewiesen ist. Es handelt sich ganz offensichtlich um einen energetisch-informationellen Kontakt, bei minimalem Energieverbrauch. Das war eine sehr bedeutsame Erkenntnis, die durch weitere zahlreiche Experimente bestätigt und erweitert wurde. Immer wieder zeigte sich Folgendes: Sobald eine Gruppe von Zellen ein bestimmtes Programm bekam und dadurch eine bestimmte Reaktion erzielt wurde, so kam es bei einer gleichartigen Zellgruppe in der Nachbarkammer auch zu ebendieser Reaktion.

All das erlaubt Rückschlüsse auf die Evolution des Menschen und seiner intellektuellen Fähigkeiten. Diese scheinen nicht einfach nur mit den komplizierten neuronalen Gehirnstrukturen verbunden. Der menschliche Organismus ist offenbar eine Symbiose aus Protein-Nukleotid-Zellen einerseits und energoinformationellen Strukturen andererseits. Professor Kaznatscheew, unter dessen Leitung die Novosibirsker Experimente seinerzeit durchgeführt worden, brachte die weitreichenden Implikationen dieser Erkenntnis auf den Punkt: »Die Ergebnisse der Untersuchungen, die wir erzielen konnten, zeigen uns, das die Feld-Form der lebendigen Materie im kosmisch-physischen Maßstab als primär angenommen werden kann. Die molekulare Protein-Nukleotid-basierte Materie erscheint demgegenüber als eine daraus resultierende Folge.«[3]

Mit dieser Hypothese unterstreicht Kaznatscheew den Primat der energoinformationellen gegenüber der biologisch-materiellen Dimension in jenem Geschehen, das wir die Entstehung und Erhaltung des Lebens nennen.

Die Sprache des Lebens ist universal und sie ist – unserer lieb gewordenen Gewohnheit des Anthropomorphierens zum Trotze – nonverbal. Berühmt geworden sind die Versuche, die Cleve Backster zur Kommunikation zwischen Mensch und Pflanze anstellte. Weit weniger bekannt dagegen ist, dass ganz ähnliche Experimente auch im Institut der Psychologischen Wissenschaften von Moskau durchgeführt

---

3   Выживание населения России. Проблемы «Сфинкса XXI века» / В. П. Казначеев, А. И. Акулов, А. А. Кисельников, И. Ф. Мингазов ; ред. В. П. Казначеев ; Изд-во Новосиб. ун-та, 2002. – 463 с. (»Das Überleben der russischen Bevölkerung. Probleme der ›Sphinx des 21. Jahrhunderts‹«). Universitätsverlag von Novosibirsk, 2002. (Übersetzung des Zitats Ekaterina Jüstel)

wurden. Und man schuf dort eine viel breiter abgestützte experimentelle Grundlage.

In einer Versuchsanordnung brachte man eine Probandin unter Hypnose in verschiedene Emotionszustände wie etwa Angst, Freude, Wut und Trauer. Nur wenige Zentimeter entfernt von ihr stand eine blühende Geranie, die an einen Elektroenzephalographen angeschlossen war. Immer wenn die Frau sich in einem durch die Hypnose induzierten intensiven Erregungszustand befand, reagierte die Pflanze mit einem breiten Spektrum elektrischer Impulse. Dies geschah allerdings immer nur dann, wenn die Probandin unter Hypnose war. Durch bewusste Willensanstrengung konnte sie bei der Pflanze keinerlei Reaktion hervorrufen. Bekannt ist, dass Hypnose evolutionsgeschichtlich vergleichsweise junge Gehirnareale deaktiviert. Offenbar erfolgt die Kommunikation zwischen Mensch und Pflanze offenbar dank einer ganz anderen Art von Informationsübertragung als der einer verbal gestützten Verständigung. Es können dabei aber sehr wohl strukturierte, ja, abstrakt zu nennende Inhalte übertragen werden. Man forderte die unter Hypnose stehende Probandin auch auf, eine beliebige Zahl zwischen 1 und 9 zu wählen und sie niemandem zu verraten. Anschließend zählte ein am Experiment unbeteiligter Wissenschafter laut und langsam die Zahlen von 1 bis 9 der Reihe nach auf. Die Probandin hatte die Anweisung, dabei immer »Nein« zu sagen. Höchst Erstaunliches geschah: Die Blume reagierte mit erhöhten elektrischen Impulsen, als das »Nein« bei der Zahl 5 erfolgte – genau jener Zahl, welche die Probandin zuvor im Stillen gewählt hatte. Die Pflanze hatte also tatsächlich »die Lüge entdeckt« ...

In einem weiteren Experiment erhielt eine Person die Anweisung, eine von zwei Pflanzen derselben Art mitsamt Wurzeln auszureißen, anschließend auf ihr herumzutreten und sie
völlig zu zerstören. Die zweite Pflanze hatte man an einen Po-
lygraphen angeschlossen. Dann führte man eine Reihe Unbeteiligter sowie die Person, die der ersten Pflanze das Leben
genommen hatte, der Reihe nach mehrmals an der zweiten
Pflanze vorbei. Sobald sich der Zerstörer der ersten Pflanze
näherte, versetzte dies das Galvanometer bei der zweiten in
heftige Ausschläge. Bei den anderen Personen war dies nicht
der Fall.

Im Westen berühmt geworden sind die Versuche und
Schlussfolgerungen des englischen Biologen Rupert Sheldrake.
Er meint festgestellt zu haben, dass Erlerntes innerhalb ein und
derselben biologischen Art auch ohne die direkte Vermittlung
von einem Artgenossen auf den anderen in den allgemeinen
Bestand an Fertigkeiten derselben Art übertragen werden kann.
Es müsse dazu nur eine »kritische Masse« an Artgenossen diese
Fertigkeit erlernt haben. Dann übertrage sich die Fähigkeit automatisch auf die restlichen Mitglieder der Art. Dies nannte
Sheldrake das »Phänomen des 100. Affen«, etwas Derartiges
wurde meines Wissens jedoch niemals unter strengen Bedingungen experimentell überprüft. Und Sheldrakes Beispiele aus
der Tierwelt im Rahmen der Feldforschung zu bestätigen, bleibt
schwierig. Hochinteressant ist jedoch sein zugrunde liegender
theoretischer Ansatz: Als Übertragungsmedium von Kognition, also letztlich einer Erweiterung des Bewusstseins, postuliert
Sheldrake die Existenz von »morphogenetischen Feldern«. Das
Wesentliche dabei ist also auch für ihn der energoinformatio-

nelle Austausch, in den Worten Kaznatscheews: die »Feld-Form der lebendigen Materie«, die als eigentliche Ursache der biologisch-materiellen Dimension über diese den Bewusstseinsprimat ausübt.

Es bleibt die vornehmste Aufgabe der Wissenschaft, den eigentlichen Kern der lebendigen Substanz verstehen zu lernen. Es könnte so vieles davon abhängen – sogar das Überleben unserer eigenen Zivilisation. Der Schlüssel liegt in der noch immer von ungelösten Rätseln umgebenen Wechselbeziehung zwischen Bewusstsein, Materie, Energie und Information.

KÖNNEN WIR DEN »CODE DES UNIVERSUMS« ENTSCHLÜSSELN?

Leerheit ist Form, Form ist nichts anderes als Leerheit.
MAHĀPRAJÑĀPĀRAMITĀ-HRIDAYA-SŪTRA

So sehr die wissenschaftlich-technische Revolution des 19./20. Jahrhunderts das Gesicht unserer Welt auch veränderte: Erst in jüngster Zeit erkannte man die überragende Rolle der Information im Netz des Lebens – und dass die Information selbst ihren Ursprung im Kosmos hat, ja, dass sie die ganze Welt erfüllt, im unmittelbaren Sinne des Wortes.

Der Mensch ist ein offenes System. Als geistiges Wesen existieren kann er nur dank ständigen und bewussten Informationsaustauschs mit seiner Umwelt. Weiterentwicklung wird ihm möglich, indem er sich in den geistig-evolutionären Strom einschaltet, der alle Ebenen des Universums durchwirkt. Dann eröffnet er sich die Möglichkeit inneren Wachstums, zur Entfaltung seiner Talente in evolutionär nützliche Fähigkeiten und zu seinem ganz persönlichen Nutzen in der Erschließung seines Potenzials für maximale Selbstverwirklichung, Erwerb und Erhalt vollständiger Gesundheit sowie wahren Glücks. Indem die Information nicht nur als Motor des technischen, wirtschaftlichen und gesellschaftlichen, sondern auch des evolutionären Fortschritts erkannt wird, tritt ihr universaler Charakter hervor.

Und die Kehrseite des offenbar nicht mehr aufzuhalten-
den Siegeszugs der Information? Auf der gegenwärtigen Zivilisationsstufe wird sie im Bewusstsein der Massen und der
Mächtigen zum universell brauchbaren Herrschaftsinstru-
ment. Ihre wachsende Bedeutung geht einher mit der wachsenden Überzeugung: »Wer die Information beherrscht,
beherrscht die Welt.« So wahr dies sein mag, gestützt durch
politische Entwicklungen, die nicht erst in jüngster Zeit die
höchste Brauchbarkeit der Information für Herrschaftszwe-
cke beweisen: Wir sollten niemals die humanistische Dimension der Information außer Acht lassen. Im evolutionär
positiven Sinne geht es nicht um bloße »Informierung«, sondern um »Informatisierung«, das heißt die durchgreifende
Erkenntnis, dass die Information Grundlage der Entwicklung
und Entfaltung des Lebens schlechthin ist, und zwar nicht
nur im menschlichen, sondern im kosmischen Maßstab.
Das Bewusstseinssystem des Menschen beruht grundsätzlich
auf der feinmateriell-positiven, geistig-absoluten Information nicht irdischer, sondern kosmischer Natur. Informatisierung als evolutionärer Schritt der Menschheit bedeutet, die
Information des Schöpfers in alle menschlichen Lebensbereiche einziehen zu lassen und die Wahrheit, die befreit – und
heilt –, zu entfesseln.

Auf diesem Weg ist im historischen Maßstab die Compute-
risierung unserer Lebenswelt eine wichtige Wegmarke gewesen,
aber nicht das eigentliche Ziel. Im Sinne der kosmohumanistischen Werte ist es unbedingt ein Gewinn, dass sich das Bewusstsein der Menschen auf der ganzen Welt für die neuen
Technologien und damit für den Primat der Information geöff-

net hat. Heute können wir uns das Leben ohne Computer und Internet schlichtweg nicht mehr vorstellen. Gut organisierte Computernetze und -systeme spielen heute die gleiche Rolle in der Entwicklung unserer Lebenswelt wie einst Elektrizität, motorisierte Fortbewegung, Telefon, Radio und Fernsehen. Information ist zur Hauptressource der wissenschaftlich-technischen und sozioökonomischen Entwicklung geworden.

Anfang der Neunzigerjahre wurde in Russland eine neue wissenschaftliche Richtung aus der Taufe gehoben – die Informatiologie. Der Begriff wurde geprägt von Ivan Juzwischin. Diese noch junge Wissenschaft erforscht alle Arten der Information, mit besonderer Blickrichtung auf die mikro- und makrodynamischen Prozesse im Kosmos. Informatiologen arbeiten unter der Prämisse, dass die objektive Realität des Universums von der Information hervorgebracht und geprägt wird. Die Information manifestiert sich in unserem Bewusstsein – aber sie existiert auch unabhängig von ihm. Sie ist in uns, um uns, zwischen uns. Alle Formen des Lebens, der Mensch eingeschlossen, besitzen einen spezifischen Informationscode, aus dem sich ihre Evolution entfaltet, und zwar nicht nur unter biologistischer Perspektive, sondern auch in geistigen und ethischen Kategorien betrachtet. Die Aufgabenstellung der Informatio-logie ist es, diese Codes auf interdisziplinärem Wege zu entschlüsseln. Sie begreift die universelle Informatisierung der Gesellschaft – die bewusste, im Geist des Humanismus vorgenommene Ausrichtung aller gesellschaftlichen Felder auf optimale Informierung – als den nächsten Schritt in der Evolution der Menschheit und möchte wissenschaftliche Beiträge auf diesem Weg leisten.

Dazu erarbeitet die Informatiologie ein Weltbild und ein Modell des Lebens, in die das informationelle Wesen des Weltalls einbezogen ist. Information ist die Grundsubstanz der Schöpfung, die unerschöpfliche Ressource der Evolution, sie ist Urquell und Agens von allem, was ist und wird.

In der subjektiven Wahrnehmung des Menschen teilen sich die Formen und Arten der Information in materialisierte (»grobstoffliche«) und nicht materialisierte (»feinstoffliche«) Phänomene. Objektiv handelt es sich um ein Kontinuum ohne scharfe Grenzen – alles ist Information. Im Kern geht es um einen allumfassenden, einheitlichen Prozess fundamentaler Verbindungen, Kohärenzen und Kausalitäten. Die Information wirkt in Energie, Bewegung, Masse und Antimasse, Mikro- und Makrostruktur des Universums. Das Wesen der Welt ist informationell – Information ist primär, Materie sekundär. Nicht das Sein bestimmt das Bewusstsein, sondern das Bewusstsein (die Information) bestimmt das Sein. Es für möglich zu halten, dass Materie ohne Information existiert, ist ähnlich verfehlt wie anzunehmen, die Masse des Atoms könne ohne Vergrößerung seiner Bewegungsgeschwindigkeit vergrößert werden.

Was aber *ist* Information?

Die Frage scheint schnell beantwortet: Information ist, wenn ich sage: »Eins und eins ist zwei.« Oder: »Ich komme morgen früh.« Mit dem Ergebnis, dass sich jemand »informiert« fühlt. Es geht hier um einen sinnvollen Inhalt (*content*), den der Sender dem Empfänger über bestimmte Signale zur Kenntnisnahme (Kognition) zukommen lässt. Genau dies leistet »Information« auf der Ebene des Alltags in der menschlichen Lebenswelt.

Für den Informatiologen ist »Information« jedoch weit mehr als das. Sie gewährleistet nicht nur, dass die richtigen Signale einen sinnvollen, das heißt verstehbaren und anwendbaren Inhalt von Sender zu Empfänger fließen lassen. Sie sorgt auch dafür, dass es überhaupt einen Sender und einen Empfänger gibt. Dass Information zwischen ihnen dann stattfindet, setzt vorherige »Informatisierung« voraus: Die Teilnehmer an einem informationellen Austausch müssen für Information »sensibilisiert« sein. Umgangssprachlich gesagt: Sie müssen über entsprechende Sendemasten und Antennen verfügen. Was die Entwicklungsstufe des menschlichen Bewusstseins anbelangt, so scheint der Bedarf an Sensibilität für den Tanz intrakosmischer Information noch bedeutend zu sein.

Um die Informatisierung voranzutreiben, ist es hilfreich, nach Arten, Formen, Klassen und Ebenen der Information zu unterscheiden. Sinnvoll erscheint, natürliche und künstliche, evolutionäre und involutive, feinstoffliche und grobstoffliche sowie weitere Kategorien der Information zu bilden, um das Dickicht der empirischen Vielfalt zu lichten und Ansätze von »informationeller Intelligenz« im Bewusstsein des Menschen zu verankern.

Information ist, je nachdem auf welcher kosmischen Ebene sie fließt, an eine bestimmte Struktur und an eine bestimmte Dichte gebunden. Jedes Mal, wenn sie von einer Ebene auf die andere durchgereicht wird, verändert sich die Signalqualität. Man kann sagen, Information beherrscht alle Arten von Sprache. Dabei bleibt sie in Kern und Wesen stets gleich. Das Grundgesetz des Universums ist das Gesetz der Erhaltung der Information. Information ist ewig, unveränderlich. In ihren

ständigen strukturellen Veränderungen (der Evolution von
Seele und Geist) bleibt die informationelle Substanz (die gött-
liche Präsenz) stets dieselbe, sie ist unsterblich.

Die Maßeinheit der Information (i) ist ein Quant der
lokalen Cluster-Wechselwirkungen. Die Größe von i liegt im
Bereich der Informations-Kovariante ($10^{-\infty} \leq i \leq 10^{\infty}$). »Information« ($i$) ist das hauptsächliche Charakteristikum aller Ob-
jekte, Felder, Strahlen und Umgebungen. Auch Raum und Zeit
sind dem menschlichen Bewusstsein zugängliche Ausprägun-
gen des Wirkens der Information. Energie, Kraft, Bewegung
und Masse sind ebenfalls Erscheinungsformen quantitativer
und qualitativer Eigenschaften der Information, die sich in natürlich gegebenen oder künstlich geschaffenen Prozessen ma-
nifestieren. Welche Beziehung besteht zwischen Information
und Zeit?

Jedes Objekt im Universum unterliegt der Einwirkung der
Zeit. Im irdischen Kontext wird Zeit als »Atomzeit« gemessen,
mit Uhren, deren Zeittakt aus der charakteristischen Frequenz
von Strahlungsübergängen der Elektronen freier Atome abge-
leitet wird. Für subtilere physikalische Kontexte, wie Vakuum
und Plasma-Raum, müssen andere Maßeinheiten eingeführt
werden, etwa Photonenzeit und Neutronenzeit.

Die Verbindung von Atomen in Molekülen, Zellen und anderen biophysikalischen Strukturen dient als Grundlage für
die Messung der materiellen Zeit, in der wir leben.[4] In der Welt
der Photonen, Neutrinos, Myonen, im Vakuum und »nicht-

---

4   Zu den unmittelbar folgenden Ausführungen vgl. I. I. Juzwischin, И.И. Юзвишин
    »Информациология« 1996 г. Международное издательство »Информацио-
    логия«. (»Informatiologie«), Moskau 1996

materiellen« Welten, die eigentlich feinstoffliche, also mit dem Instrumentarium heutiger Wissenschaft nicht als Materie bestimmbare Welten sind, herrschen andere »zeitliche Verhältnisse«. Zeit existiert auch in der feinstofflichen Welt, aber alles, was dort geschieht, ordnet sich ihr nicht so unter wie in unserer eigenen, grobstofflichen Lebenswelt: Im Feinstofflichen wird Zeit gerafft, gedehnt oder anders »verformt« (aus unserer Sicht gesehen). Wir kennen das aus unseren Träumen, wo innerhalb von Minuten (materieller Zeit) sich ein ganzes Leben abspielen kann. Auch hier ist der Schlüssel die Information: Sie gibt der Traumzeit Anfang, Verlauf und Ende, ist jedoch keineswegs von ihr so abhängig wie auf unserer lebensweltlichen Ebene. Andersherum kann gesagt werden: Zeit »erschafft« die kosmischen Formen der Information. Der Fluss der Zeit steht jeweils im unmittelbaren Zusammenhang mit der kosmischen Ebene, auf der sie gemessen wird. Aus der Korrelation von Zeit und Raum entsteht die unaufhörliche Wandlung der Materie in ihrer ganzen Mannigfaltigkeit und permanenten Bewegtheit. Es handelt es sich um einen autoregenerativen, autokorrelativen Prozess ohne Anfang und ohne Ende.

Die Zeit kann man nur informationell »bezwingen«, das heißt, nur durch Beziehungen und Wechselwirkungen von Geschwindigkeiten, die viel höher als Lichtgeschwindigkeit sind. Dann wird die Zeit als eine Kategorie der Dauer nicht existieren. Und der Raum wird augenblicklich überwunden. Unsere Aufgabe ist es, einen Weg zu finden, über die Grenzen der gewöhnlichen Vorstellungen von Zeit, Raum, Bewegung, Materie und Antimaterie hinauszublicken, um die Welt, in der wir leben, zu verstehen – und letztlich zum Positiven zu verändern.

Das Konzept der Raumzeit, wie es seit Einstein geläufig ist, wird in der Informatiologie abgelöst durch die Idee des »Absolut-Wesentlichen«, als einer Information, die »Raumzeit« in sich begreift und aufhebt, so, wie diese die zuvor in der euklidischen Geometrie und newtonschen Mechanik als selbstständige, voneinander unabhängig gesehenen philosophischen Kategorien »Raum« und »Zeit« in sich begriff und aufhob.

Information ist die »absolute Substanz«, anders gesagt: erste Ursache und Agens der stetigen, selbst organisierten Prozesse von Materialisation und Dematerialisation. Auf der mikrokosmischen Ebene, also etwa im Bewusstsein des Menschen, wo informationeller Austausch mit Überlichtgeschwindigkeit möglich ist, verlaufen diese Prozesse für unser Verständnis »augenblicklich«. Das bedeutet, ihre räumlichen und zeitlichen Eigenschaften werden aufgehoben, weil die Koordinaten von Raum und Zeit zusammenfließen. Sie spiegeln somit die absolute Singularität wider, in spiritueller Begrifflichkeit: die Gegenwart des Schöpfers.

Zusammengefasst lässt sich sagen: Materie, Zeit und Raum sind im Grunde informationeller Natur, Information ist der autoregenerative Urquell des Codierens und Decodierens der Atome, dieser informationell-genetischen Bausteine des Lebens, die auf der biologischen Ebene komplexe Kombinationen, Gruppen und Verbindungen von Molekülen ermöglichen.

Juzwischins Denkmodell eröffnet die Möglichkeit einer Strukturierung des Aufbaus und der Umwandlung von Materie in Energie und umgekehrt im unendlichen Raum des Universums, mit spezieller Berücksichtigung der Rolle der Information.

EBENE 1: Informationskontinuum (»Autoinformgenesis«,
»absolute Singularität«)
EBENE 2: Elektron-Information (Wechselbeziehung der
Elektronen im Atom und zwischen den Atomen)
EBENE 3: Elektron-Atom (Wechselbeziehung zwischen
Atomen und Elektronen)
EBENE 4: Atom-Molekül (Wechselbeziehung zwischen
Atomen und Molekülen)

Bis auf die Vierte harren alle diese Ebenen noch gründlicher
Erforschung und Beschreibung. Wir wissen, dass aus der Korrelation von Raum und Zeit die Bewegung entsteht und aus der
Korrelation von Materie und Geschwindigkeit die Energie. Die
Wechselwirkungen von Energie, Bewegung, Masse und Antimasse ergeben die Information. Und weil die Information
überall im Mikro- und Makrokosmos, im materialisierten wie
im dematerialisierten (feinstofflichen) Raum vorhanden ist,
können wir ihr die universale Funktion im Kosmos zuschrei-
ben. Auch die Geschwindigkeit ist eine Erscheinungsform der
Information, ein Ausdruck einer spezifischen Korrelation von
Raum und Zeit. Energie wiederum ist die Geschwindigkeits-
form der Materialisierung und der Dematerialisierung der Information.

Können wir den »Code des Universums« entschlüsseln – in
analoger Weise, wie es gelungen ist, die DNS und RNS zu entschlüsseln und damit den genetischen Code in jedem Lebewesen zu bestimmen?

Die Informatiologie erlaubt in dieser Richtung zumindest
einige Vermutungen. Sie geht davon aus, dass es auch im

Universum tragende Schlüsselelemente geben muss, die in unterschiedlichen Zusammensetzungen verschiedene Codestrukturen mit unterschiedlichen Informationsdichten bilden. Nach dem Gesetz der Informationserhaltung erscheinen die Code-Strukturen der grob- und feinstofflichen Information als symmetrische und asymmetrische Cluster-Strukturen, die das Gleichgewicht der informationellen Prozesse und ihre individuellen Eigenschaften und Formen sicherstellen. Ein Grundmerkmal des universalen informationellen Prozesses ist das ständige Codieren und Decodieren und damit die fortwährende Materialisierung und Dematerialisierung. Für jeden Prozess, gleich in welchen informationellen Umgebungen der Mikro- und Makrostrukturen des Universums, sollte es einen eigenen Code-Schlüssel geben, der das Geheimnis des jeweiligen informationellen Prozesses birgt. Die jeweilige Natur des betreffenden Codes, sein »informationeller Fingerabdruck«, ergibt sich aus einem komplexen Tanz der Teilchen und Kräfte der Nanowelt: Zwischen den Unmengen tragender Elementarteilchen, welche die Basis des Codesystems der Information bilden, existieren feinstoffliche Antiteilchen. Sie sorgen dafür, dass die unendlich kleinen und unendlich großen informationellen Räume mit dem »Code des Universums« – in spiritueller Begrifflichkeit: dem unerkannten Mysterium der Schöpfung – erfüllt werden.

Vor gut einhundert Jahren stellte Albert Einstein der theoretischen Physik die Aufgabe, eine einheitliche Feldtheorie zu entwickeln. Sein Ziel war es, Gleichungen zu finden, durch die das gesamte Universum einschließlich aller Naturgesetze beschrieben würde. Dieses Desiderat blieb bis heute unerfüllt.

Während die Physiker sich inzwischen immer spezielleren Aufgabenstellungen zuwenden, nimmt die Wissenschaft der Informatiologie die Herausforderung an, eine einheitliche Theorie aller Körper, Systeme, Umgebungen, Felder, Sphären und des Universums als Ganzem zu entwickeln. Auf diesem Weg baut sie auch auf den Forschungen über das sogenannte informationelle Vakuum auf.

Das Vakuum ist gleichsam der Grundzustand aller der Wissenschaft bekannten Informationsfelder. Man unterscheidet zwischen technischem und physischem Vakuum. Wenn man aus einem leeren, geschlossenen Gefäß die Luft abpumpt, erhält man ein technisches Vakuum. Dieses ist jedoch nicht vollkommen leer, denn da ist noch »etwas«: das Gravitationsfeld der Erde, elektromagnetische Felder und andere nichtmaterielle Wirkungsgrößen. Angenommen, es gelingt, das Gravitationsfeld und all diese anderen Wirkungsfaktoren zu beseitigen, einschließlich der Ausstrahlungen der Teilchen, aus denen die Gefäßwände bestehen: Dann hätten wir das, was Physiker als »physisches Vakuum« bezeichnen. Der Begriff stammt von dem russischen Physiker G. Schipov, der in den Siebzigerjahren die entsprechende Grundlagenforschung leistete.

Aber auch das physische Vakuum ist nicht vollkommen »leer«. Da ist noch »etwas« in diesem Gefäß, nämlich ein potenzieller (nicht realisierter) Zustand aller Arten von unsichtbarer Materie. Vereinfacht gesagt: eine Art Plan, der existiert, bevor die physische Materie aus dem Vakuum entsteht, und der dafür sorgt, dass diese Entstehung naturgesetzlich und nicht willkürlich verläuft. Es liegt auf der Hand, was *conditio sine qua non* für diese selbst organisierte Entstehung der sichtbaren Materie und ihrer unsichtbaren Vorstufen ist: Information.

Interessanterweise ist die Vorstellung, dass alle Phänomene aus einer »Großen Leere« entspringen, bereits seit über zwei Jahrtausenden ein grundlegender Bestandteil des Mahāyāna-Buddhismus. Die moderne Physik bestätigte diese Anschauung durch einen von Hendrik Casimir 1948 vorhergesagten und nach ihm benannten Effekt, der 1956 von B. Derjaguin, I. I. Abrikosowa und J. M. Lifschitz experimentell bestätigt wurde. Wenn man in ein Vakuum zwei leitende Platten in einem bestimmten Abstand und parallel zueinander hineinsetzt, so werden sie minimal, aber messbar zusammengedrückt, ohne dass eine äußere Kraft zur Anwendung gebracht werden müsste. Dieser Effekt beruht auf der Tatsache, dass das Vakuum ein Raum voller virtueller Teilchen ist, deren Verhalten als Vakuumfluktuation bezeichnet wird.

Jedes Material ist auf subatomarer Ebene durch charakteristische, diskrete Energieniveaus gekennzeichnet, auf denen sich seine Elektronen »aufhalten« können. Ein Linienspektrum zeigt die Verteilung der Elektronendichte, beispielsweise im Wasserstoffatom. Das Elektron bewegt sich auf seiner Umlaufbahn um den Kern. Da das Atom sich im Vakuum befindet und jeder Punkt darin fluktuiert, verschieben sich die Ebenen der Elektronen-Umlaufbahnen. Diesen Prozess kann man beobachten und berechnen.

Das Vakuum ist also keine absolute Leere, sondern es enthält – potenziell – bereits alles, was wir um uns herum sehen und fühlen. Es ist ein schöpferischer Raum – der »Informationsraum« des Universums. Aus diesem »Meer der primären

Information« entsteht Energie, dann die Teilchen der Materie, schließlich alle Formen des Lebens. Genau genommen sind wir alle informationelles Vakuum. Die Anzahl der Teilchen im Vakuum ist gleich null, aber es können virtuelle Teilchen entstehen, die physikalische Prozesse beeinflussen, wie der Casimir-Effekt zeigt. Ein gutes Beispiel dafür sind die Verhältnisse in der gasförmigen Hülle um unseren Heimatplaneten: In einer Höhe von etwa 200 km (Thermosphäre) herrscht bereits ein extremes Vakuum, mit irdischen Augen gesehen. Doch das ist nur eine »relative Leere« im kosmischen Maßstab.

Wie viel Materie gibt es überhaupt in den unendlichen Weiten des Weltalls? Durch Drehungen erzeugen die Vakuumfelder ineinander verwickelte raumzeitliche Verwirbelungen (»Torsionsfelder«), die keine Masse übertragen, dafür aber Information. Die Spins und der »Spielraum« im Torsionsfeld garantieren das Gesetz der Erhaltung der Information dadurch, dass ein Spin, als Information geboren, eine bestimmte Drehrichtung hat. Unter der Einwirkung der Information bekommt er eine andere Drehrichtung. Man nimmt an, dass die Torsionsfelder die mächtigsten Quellen der Informationsausstrahlung sind. Und dass die Information hier ohne Masse und Energie übertragen wird, mit sehr hoher Durchdringungsfähigkeit und Überlichtgeschwindigkeiten. Vieles deutet darauf hin, dass die Torsionsfelder die unmittelbare Erscheinungsform des einheitlichen Informationsfeldes des Universums darstellen.

Als Ernest Rutherford im Jahr 1911 das neue Atommodell vorstellte, wurde klar, dass »Materie im Wesentlichen aus Leere besteht«, um ein Wort von W. A. Tchujanov zu gebrauchen. Fast die ganze Masse des Atoms ist seinem Kern enthalten (zu

99,999999%), somit muss der Kern ungefähr um 105-mal kleiner sein als das gesamte Atom. Um diese Größenordnungen zu erfassen, stelle man sich einen Kreis von 1 km Durchmesser und in seinem Inneren eine Kugel von 1,5 cm Durchmesser vor. Das wären dann die Proportionen des Wasserstoffatoms. Der ganze Raum zwischen dem Kern und der Hülle ist »leer«. In dieser Leere befinden sich in riesiger Entfernung voneinander materielle Formationen (Teilchen) in »verschwindend geringer« Zahl. Mächtige elektromagnetische Kräfte, die in ständiger Wechselwirkung zwischen den Atomkernen herrschen, halten die Atomkerne auf großer Distanz mit Hilfe von Informationsprogrammen zusammen.

Vom Standpunkt der Kosmoeniopsychologie kann man dieses informationelle Vakuum als geistig-evolutionäres Vakuum begreifen. Daraus bildeten sich im Laufe von Milliarden Jahren virtuelle und elementare Teilchen – und damit auch das Leben. So betrachtet besteht auch der Mensch zu 99,999999 Prozent aus feinstofflicher Information!

Tabelle 1

Informationelle Kosmologie

Informationelle kosmische Objekte	Durchschnittliche Dichte, g/cm³
Informationell-materielle Welten	
Absolut feste Materie	10^{∞}
Subabsolut feste Materie	10^{40}
Schwarzes Loch	10^{20}
Neutronenstern	10^{14}
Atom	3×10^{13}
Weißer Zwerg	10^{6}
Erde	5,527
Sonne	1.4
Wasser	1
Luft	10^{-3}
Roter Überriese	5×10^{-8}
Hohes (Labor-)Vakuum	10^{18}
Informationelle Vakuumwelten	
Interstellares Gas Seine Masse beträgt 5% der gesamten Masse aller Sterne in unserer Galaxie. In 1–2 cm³ des interstellaren Raums ist nur 1 Gasatom enthalten (hauptsächlich Wasserstoff).	10^{-24}
Galaxie (Sternsystem) Das Volumen unserer Galaxie beträgt 10^{67} cm³. Eine Galaxie braucht ein Raumvolumen von 10^{75}cm³. Die durchschnittliche Konzentration der Materie in unserer Galaxie beträgt ungefähr 1 Atom in 1 cm³.	2×10^{-24}

Informationelle kosmische Objekte	Durchschnittliche Dichte, g/cm^3
Durchschnittliche galaktische Gasdichte	10^{-25}
Interstellarer Raum Tausende Male dichter als der intergalaktische Raum	3×10^{-25}
Galaxienhaufen Im Universum gibt es über eine Milliarde Galaxien. Das Volumen aller Galaxien (Vag) beträgt nur ein Hundert- millionstel des Raums im (beobachtbaren) Universum (Vu), also Vag = 10^{-8} x 100%; Vag = 0,000001Vu	7×10^{-28}
Kritische Dichte des (beobachtbaren) Universums	10^{-29}
Durchschnittliche Dichte der Materie des (beobachtbaren) Universums Etwa 10-mal kleiner als die kritische Dichte	10^{-30}
Intergalaktisches Medium Intergalaktisches Gas (und seine Strahlung) mit einer sehr geringen Dichte (auf der Erde gibt es weniger als ein Kilo davon). Im intergalaktischen Medium ist die durchschnittliche Dichte etwa 106-mal kleiner, d. h. 1 Atom in 1 m^3	10^{-30}
Durchschnittliche Dichte der kosmischen Hintergrundstrahlung	3×10^{-31}
Kosmische Mikrowellenhintergrundstrahlung des intergalak- tischen Raums	5×10^{-34}
Der (fast) leere Raum zwischen den Planeten, Sternen, Sternsystemen, Galaxien und Galaxienhaufen	10^{-35}
Extrem hohes Vakuum	10^{-40}
Ideales Vakuum	$10^{-\infty} \approx 0$
Informationell-antimaterielle Welten Die Gesamtheit aller Formen des Universums, die den materiellen Welten entgegengesetzt sind	
Subantimaterielles Vakuum	-1×10^{-40}
Antimaterielles Vakuum	-1×10^{-1}

EINE KULTUR DER POSITIVEN INFORMATION SCHAFFEN

Wer die Information beherrscht, beherrscht die ganze Welt.
WINSTON CHURCHILL

Die Menschheit steht an einem Scheideweg. Sie muss sich entscheiden zwischen geistig-evolutionärer, positiver Information einerseits und spiritualitätslos-involutiver, negativer Information andererseits. Je höher die geistig-informative Ebene, auf der das Bewusstseinssystems des Menschen arbeitet, desto effektiver verläuft der evolutionäre Prozess.

Informatisierung ist der Schritt von der Zivilisation zur Kultur, indem sie die geistige Information freisetzt und damit zur immer genaueren Entzifferung der Welt und der menschlichen Natur führt. Das Gefühl vieler Menschen heutzutage, sie litten unter einer Überlast von Information, ist ein Indiz für unsere Situation des Übergangs. Dieses Gefühl reflektiert einen Zwischenzustand: Die Information zur Veränderung der Welt ist bereits vorhanden, sie kann aber noch nicht angemessen verarbeitet werden. Die Ausrichtung aller Lebensbereiche auf geistige Information – eben die Informatisierung – wäre dafür die Voraussetzung. Sobald sie erfüllt sein wird, kann die Information auch empfangen und integriert werden. Gedanken und Gefühle des Menschen, seine ganze Lebensweise, könnten ausschließlich von positiver – das heißt evolutionär nützlicher – Information erfüllt sein. Dann könnte man mit vollem Recht sagen, im Mittelpunkt der neuen Weltanschauung stünde der Mensch – der ganze Mensch, der sein vollständiges Potenzial entwickelt hat.

Der gewöhnliche, alltägliche Verstand definiert »Information« sehr eng, er besitzt keinen Sinn für »Informatisierung«, also jene geistig-seelische Qualifizierung, die allein für die vollständige Aufnahme und Verarbeitung aller Nachrichten und Daten sorgt, die ein Mensch im Laufe seines Lebens bekommt. Der heutige Mensch geht mit evolutionärer Information in gewisser Weise so um, wie ein technisches Empfangsgerät mit den steuerbaren Signalen bei der Übertragung sprachlicher Information: Dessen Sache ist es, die Signale zu entschlüsseln, aber nicht, sie zu verstehen. In analoger Weise ist es uns zwar möglich, mit Hilfe diverser technischer Medien Unmengen von Information zu übertragen, aber wir sind gleichzeitig noch weit davon entfernt, auch nur die soziale und globale Bedeutung des Internets zu begreifen. Das wird nur gelingen, wenn unsere Intelligenz »informatisiert« wird.

Information ist demnach keine schlichte Kategorie, die mit Hilfe ihrer Eigenschaften »Inhalt« und »Menge« bestimmt wird, sondern sie besitzt darüber hinaus ein geistig-intellektuelles Potenzial und evolutionäre Relevanz. Ja, man kann sagen, dass es ihr eigentliches Wesen ist, auf die innere Welt des Menschen einzuwirken. Damit erhält »Information« einen definitiven soziokulturellen Status und wird zum elementaren Teil des gesellschaftlichen Wertesystems. Mit anderen Worten: Information ist nicht neutral, sondern spielt eine, wenn nicht die entscheidende Rolle im Ringen um die fälligen Richtungsentscheidungen, vor denen die Menschheit steht. Die globalisierte Welt hat einen Informationsraum geschaffen, in dem das Wissen und die wahren – das heißt die geistigen – evolutionären Gesetze zum Allgemeingut werden könnten.

Die Wertschätzung der geistig-evolutionären Information lässt indessen noch zu wünschen übrig, nicht zuletzt die Wertschätzung ihrer ethischen Dimension. Diese wird tendenziell in den Bereich der religiösen, familiären und zwischenmenschlichen Empfindungen verwiesen. Man erahnt zwar dunkel ihre gesetzmäßige Rolle auch im wirtschaftlichen und politischen Bereich, doch lässt man dort immer noch dem Recht des Stärkeren den Vortritt, wenn es um ernsthafte Interessenskonflikte geht. Ethik ist aber kein luxuriöses Beiwerk der Überflussgesellschaft, sondern ebenfalls das Ergebnis eines informationell-evolutionären Prozesses. Es bleibt eine wichtige Entwicklungsaufgabe der Menschheit, die Priorität der geistig-ethischen Information in allen Wirkungsbereichen der menschlichen Tätigkeit anzuerkennen und sie ihren gesetzlichen Part spielen zu lassen. Wir können tatsächlich von einem geistig-ethischen Informationsgesetz ausgehen, das zur inneren Dynamik der Evolution beiträgt. Was wir »Humanismus« nennen und als Wertesystem in unserer Lebenswelt zu etablieren und zu erhalten trachten, ist schiere evolutionäre Notwendigkeit. Der Stellenwert geistig-ethischer Prinzipien ergibt sich gesetzmäßig aus dem universalen Primat der Information, die neben der Erkenntnis der äußeren Welt auch Selbsterkenntnis, Selbstvervollkommnung und maximale Selbstrealisation hervorbringt.

Es ist die Information, die das Bewusstsein auf eine qualitativ neue, moralisch-ethische, »durchgeistete« Ebene hebt. Es geht um ein ganzheitliches Wertesystem, das nicht anthropozentrisch ausgerichtet ist, sondern planetarisch-kosmisch. Immer wird für den Menschen der Mensch im Mittelpunkt stehen, auf der nächsten Stufe der Evolution jedoch nicht mehr als angenommener Mittelpunkt der Welt, sondern als ein mit Bewusstsein begabtes Geschöpf im Netz des Lebens: das eben ist der neue, kosmische Humanismus.

Um die nur scheinbar selbstverständliche Aussage, dass ohne Information jede Weiterentwicklung unmöglich sei, mit Leben zu erfüllen, ist eine qualitative Bestimmung der Information unabdingbar. Denn nicht jede Information bringt uns voran, das ist im persönlichen Alltag ebenso eine gesicherte Tatsache wie im großen Ganzen der globalen Entwicklung. Es ist eben nur die geistig-evolutionäre Information, die uns auf unserem Weg fortschreiten lässt. Wir wollen sie deshalb als »positive« Information bezeichnen. »Negative« Information ist auch Information – aber eben eine Information, die dem evolutionären Prozess entgegengesetzt ist, die zur Involution (Rückentwicklung) des menschlichen Potenzials führt und letztlich Entropie (wörtlich »Aus-der-Welt-Gehen«) der geistigen Fortentwicklung zur Folge hat. Der Information wohnt große Kraft inne, die nicht nur schöpferisch wirken kann, sondern auch zerstörerisch.

Daraus folgt: Geistige (positive) Information ist für Gesellschaft und Individuum, ist für die seelisch-körperliche Ganzheit des Menschen gleichsam das Navigationssystem, um ihn in die bewusste und aktive Teilnahme am kosmisch-evolutionären

Prozess eintreten zu lassen. Allein die positive Information ist das Agens geistigen Fortschritts und kann alle Seiten des irdischen Lebens bereichern. Zivilisation erschafft die Menschheit, Kultur erschafft die Persönlichkeit. Schrittmacher dieser Bewegung zur Durchgeistung der Materie ist der Mensch. Er ist naturwüchsig von seinen Sorgen und seinen Träumen vom Glück ebenso geprägt wie von seinen aktuellen geistigen Bestrebungen und ethischen Standards. Beschleunigte Entwicklung auf individueller und kollektiver Ebene ist möglich, sogar unter krisenhaften ökologischen, ökonomischen und psychologischen Rahmenbedingungen, wie gegenwärtig der Fall. Sie wird jedoch gänzlich unmöglich, auch unter den besten äußeren Voraussetzungen, ohne praxistaugliche, effektive Werkzeuge für die Arbeit mit positiven und negativen Informationen.

Wir sagten, der Charakter der Information kann nicht von den üblichen Kriterien Inhalt und Menge her bestimmt werden, jedenfalls nicht immer und nicht eindeutig. Das liegt daran, dass es Arten von Information gibt, die in unterschiedlichen Kontexten unterschiedliche Wirkungen zeitigen. Von daher wird hier der Ansatz gewählt, den Charakter der Information – ob positiv oder negativ – zunächst einmal von ihrer Wirkung her zu bestimmen, um der Plastizität (Formbarkeit) der Information gerecht zu werden. Wir werden später gleichwohl sehen, dass es auch Information gibt, deren Positivität sozusagen unerschütterlich ist – allerdings ist solche Information gebunden an höchste kosmische Ebenen, die unserer irdischen Realität nicht vergleichbar sind.

Was ist nun negative Information, beziehungsweise welche Wirkungen hat sie? In ihrer für uns offensichtlichsten Form ruft negative Information soziale Kataklysmen hervor, indem sie tiefe Widersprüche und systemische Disharmonien im Massenbewusstsein schafft. Auf individueller Ebene, in den Untiefen des Alltags, tritt sie gegenwärtig geradezu endemisch in Form pessimistischer Gefühle, undefinierbarer Trägheit, als Weltschmerz und Depression auf. Die heute vielfach empfundene »Tragik des Seins« ist indessen eine pathetische Überzeichnung der ganz normalen Lebensbedingungen an jenem kosmischen Ort, der unsere Heimat darstellt. Der damit einhergehende Bewusstseinszustand subjektiven Leidens ist dadurch gekennzeichnet, dass die empfangene Information nicht korrekt entschlüsselt und objektiv bewertet werden kann. Die Selektionskriterien und Prioritätensetzung, die diesem Bewusstsein zur Verfügung stehen, sind unzureichend und unangemessen. Es fokussiert sich nicht mit Hilfe eines inneren Navigationssystems, das sich an der evolutionär vorgegebenen Entwicklungsrichtung ausrichtet. Sichtweise und Beurteilungsvermögen werden stattdessen durch negative Information kontaminiert. Die unvermeidliche Folge ist Involution statt Evolution: Der intellektuelle Horizont verengt sich, die Gesundheit verfällt, und die Persönlichkeit wird schwach und anfällig für die Suggestion der breiten Masse. Die wahre Tragik des modernen Menschen ist nicht die seines objektiven Seins, sondern die seines subjektiven Daseins inmitten eines informationellen Chaos. Wir existieren in einem hochorganisierten, aber von negativer Information total verschmutzten Informationsraum.

Tief in der Persönlichkeit verankerter Konformismus ist die Folge. Er macht wehrlos gegenüber der Gewalt von informativen Mechanismen, die unter harmonischeren Lebensbedingungen eine rein funktionale Rolle spielen würden, angesichts unserer Lebenswelt jedoch zu mächtigen Hemmnissen positiver Entwicklung mutieren. Beispielsweise braucht der Mensch ein Glaubenssystem – der Glaube ist ein äußerst effektiver und lebensnotwendiger Informationsraum. Diese Tatsache führt im gegenwärtigen soziokulturellen Umfeld zu psychischen Ausfallserscheinungen, die sich in Ergebenheit und Gleichgültigkeit oder aber umgekehrt in massivem Protest kundtun. Beides ist eine Bedrohung für die Gesellschaft und ein Rückschlag für den betreffenden Menschen.

Ein extremer Schwachpunkt unter dem Gesichtspunkt einer harmonischen Fortentwicklung der gesellschaftlichen Verhältnisse sind unsere Massenmedien. Sie erfüllen nicht die Aufgabe, die sie im Dienste eines positiv gepolten energetisch-informationellen Austauschs zwischen Individuum und Gesellschaft, ja darüber hinaus sogar zwischen der irdischen und der kosmischen Intelligenz erfüllen könnten. Die Technik dafür ist da – aber leider nicht das Bewusstsein. »Eigentliche Aufgabe« der Massenmedien wäre es, die Menschen über die gesellschaftlichen Probleme zu informieren und ein geistig-informationelles Modell zu deren Lösung anzubieten. Geistige Schätze, soweit noch vorhanden, werden stattdessen mit der Attitüde der Coolness auf dem Altar des Profitkults geopfert. Alle Spielarten von Gewalt werden auf die Bühne gebracht, neue Formen von Erniedrigung des Menschen ausgetestet und bei entsprechendem Erfolg seriell dargeboten, wie etwa das neuartige Phänomen des »Fremdschämens«. Negative Information hat dank Fernsehen und Internet die ganze Welt erobert.

Ein Kernproblem des herrschenden informationellen Notstands, bei gleichzeitigem »Informations-Overload«, ist das gezielte Verschweigen und die vorsätzliche Verdrehung. Die Vorenthaltung lebenswichtiger Nachrichten gehört nicht nur zum Geschäft der Mächtigen, sie entspricht auch dem Geschäftsmodell der Medienkonzerne. Deren hauptsächliches Interesse scheint zu sein, den Menschen positive Information vorzuenthalten und stattdessen von der Erregbarkeit der Massen durch negative Information zu profitieren. So verdammt man die Menschheit zur geistigen Armut. Negative Information verschafft ein falsches Bild von dem, was wirklich in der Welt vor sich geht. Sie führt zu sozialen Spannungen und kulturellen Brüchen, und sie erzeugt Konflikte im Inneren des Menschen. Sie desorientiert die Gesellschaft, bricht überlieferte und bewährte Verhaltens- und Denkweisen auf, erzeugt Gleichgültigkeit und passives Verhalten, führt zur Entmachtung des Selbstbestimmungswillens und zum Gefühl persönlicher Ohnmacht. Die erhabenen Werke der Kultur sind dem komfortablen Leben der »technischen Zivilisation« zum Opfer gefallen.

Die moderne Gesellschaft begreift die Bedeutung der Information nicht, sie versteht weder ihre positive, schöpferische noch ihre negative, zerstörerische Seite. Auf jeden von uns prasselt so viel leere Information ein, dass man darunter wie unter einer Schneelawine begraben wird. Wir verfügen über keine geeigneten Kriterien der Beurteilung, keine Methoden, um Information auf ihren Wahrheitsgehalt und ihre Nützlichkeit zu testen, um das Richtige vom Falschen zu unterscheiden und das Gute vom Bösen. All das macht es um so dringlicher, eine Kultur der positiven Informationen zu erschaffen. Der Mensch muss lernen, die Information zu selektieren, sie bewusst aufzunehmen und zu verarbeiten und effektiv für das eigene Wohl, das Wohl der Gesellschaft, der Umwelt, ja des Universums einzusetzen.

ERSCHEINUNGSWEISEN DER INFORMATION UND IHRE EINWIRKUNG AUF DEN MENSCHEN

Wenn du am Ende dessen bist, was du sagst,
bist du am Anfang dessen, was du weißt.
Wenn du am Ende dessen bist, was du weißt,
bist du am Anfang dessen, was du fühlst.
KHALIL GIBRAN

Evolution ist Potenzialentfaltung des Lebens auf grobstofflichen und feinstofflichen Ebenen. In Gang gesetzt wird der Entwicklungsprozess durch die Wechselwirkung zwischen Energie und Materie. Impulsgeber ist die geistig-evolutionäre Information, in Richtung auf die Hervorbringung von Trägern des Bewusstseins in Raum und Zeit, wie etwa dem Menschen.

Die treibende Kraft des Evolutionsprozesses ist die kosmische Energie, die Materialisation und Dematerialisation entstehen lässt. Dies macht die Korrelation zwischen Bewegung, Geschwindigkeit und Materie aus, der wir auf allen Ebenen unseres Daseins begegnen. Die Wechselbeziehungen zwischen Energie, Bewegung, Geschwindigkeit, Materie und Antimaterie kulminieren in der allgegenwärtigen Information. In philosophischer Rede: im kosmischen Bewusstsein.

»Das kleinste Teilchen der Information kann keine Information sein (z. B. Elektron), sofern es nicht in ständiger Bewegung ist. In diesem Fall existiert die Information einfach nicht, und wenn sie existiert, dann befindet sie sich in Bewegung.«[5] Unter der Prämisse, dass Information/Bewusstsein unbegrenzte Präsenz im Mikro- und Makrokosmos in allen grob- und feinstofflichen Dimensionen besitzt, muss dem Universum insgesamt eine informationelle Funktion zugeschrieben werden. Dieses Postulat ist, wie wir sehen werden, von allergrößter Bedeutung für die Befreiung des menschlichen Bewusstseins und die Entfaltung des eigentlichen menschlichen Potenzials.

Klassifikation der Information

Vom Standpunkt der Kosmoeniopsychologie ist die geistig-evolutionäre Information die Basis des Lebens mit all seinen Erscheinungsformen auf grob- und feinstofflichen Ebenen. Und sie kann nicht als solche fungieren ohne Bewegung, ohne permanente Umwandlung. Information in Bewegung erzeugt Energie und Materie. Die Natur und die Wandlungen der Information auf allen kosmischen Ebenen zu erfassen und zu klassifizieren ist Aufgabe der Kosmoeniopsychologie.

Zwei Hauptarten der Information

Wir sprachen bereits von zwei Arten der Information: positiv und negativ.

Positive Information in ihrer reinsten Form ist eine Mani-

---

5   I. I. Juzwischin, a. a. O.

festation des Absoluten. Indem sie als geistige Information alle kosmischen Dimensionen erfüllt, wird sie zum primären Agens der Evolution. »Geistig« in diesem Sinne sind alle lebensspendenden und -erhaltenden Module des evolutionären Programms, seien sie an »Bewusstsein«, wie wir es verstehen, gebunden oder nicht. Dazu gehören Glaube, Liebe und Güte ebenso wie Luft, Wasser, Erde, Feuer und auch der Mensch selbst. Ihn leitet die positive Information in Richtung Selbstvervollkommnung, Selbsterkenntnis und harmonischer geistig-moralischer, intellektueller und physischer Entwicklung, also zur maximalen Selbstrealisation. Die Ursache der positiven Information ist das Absolute, ist der Schöpfer. Und es ist die Natur seines Werkzeugs, der Information, dass sie sein Geschöpf, den Menschen, wiederum zur Erkenntnis des Lebenscodes und des Schöpfers selbst führt. In der Sprache der Religion ausgedrückt: Der Urquell, Nutzer und Hüter des geistigen Funkens, der das Leben entzündet, ist der Schöpfer selbst, via seiner Hierarchie, die allen Lebensformen das Bewusstsein gibt, in besonderem Maße auch dem Menschen, als kostbare Gabe zur eigenen Weiterentwicklung.

Negative Information dagegen ist involutiv, das heißt der Höherentwicklung des Lebens hinderlich. Ihre natürliche Quelle liegt in dem Trägheitsmoment, das allen mechanisch-unbewussten Lebensprozessen innewohnt. Das Leben muss nach dem Willen seines Schöpfers ständig um seine eigene Erhaltung und weitere Entfaltung ringen. Genau darin bewährt es sich, nur so kann es sich überhaupt fortentwickeln. Die negative Information ist also nicht im eigentlichen Sinne lebensfeindlich. Es liegt jedoch in der Natur der Dinge, dass sie im Kontext der menschlichen Existenz zu Verfall, Krankheit und Verkürzung der Lebensspanne führen kann. Im geschichtlichen Maßstab hat sie immer wieder Zivilisationsvernichtung mit sich gebracht. Negative Evolution wird dann zum Gegenteil evolutionärer Information und ruft Unglaube, Betrug, Krankheit, Hass, Boshaftigkeit und Fanatismus hervor. Auf der Ebene der Naturphänomene zählen extreme Kälte und Hitze, Stürme, Vulkanausbrüche, Erdbeben, Tsunamis, eben alle Arten von Kataklysmen und auf sehr grundsätzlicher Ebene auch das Ende temporärer Lebenssysteme (»Tod«) zur negativen Information. Wiederum in der Sprache der Religion ausgedrückt: Quelle, Nutzer und Hüter der negativen Information ist die karmische Welt, in die alle Lebensformen eingebunden sind, die noch nicht die maximale Selbstrealisation erreicht haben.

Grundformen der Information

Natürliche Information ist dadurch gekennzeichnet, dass sie in ihrem ureigenen, nicht veränderten oder transformierten Zustand auftritt und sich unter Erhaltung ihrer naturgegebenen Eigenschaften an gegebene Lebensformen bindet. In der Bewusstseinsdimension gehören dazu grundlegende psychische Impulse wie Liebe, Güte, Glaube, Gewissen – aber auch deren jeweiliges Gegenteil. In der kosmischen Dimension zählen zur natürlichen Information beispielsweise die Wirkungen und Wechselwirkungen von Elementarteilchen, Spins, Atomen, Molekülen, Zellen, Organismen, Planeten, Plasmen, Galaxien und allen anderen Verdichtungen des absoluten Vakuums.

Künstliche Information ist (auf bewusster und unbewusster Ebene) bearbeitete und transformierte natürliche Information, die von Menschen und anderen Lebensformen genutzt wird. Diese Information wird aufgenommen, erschaffen, bearbeitet, genutzt und weitergegeben, etwa in Form von Signalen durch vom Menschen geschaffene Kommunikationskanäle wie Bücher, Maschinen, Theorien, Symbole, Ideen, Gedanken. Künstliche Information kann als positive oder als negative Information auftreten.

Feinstoffliche nonverbale Information ist solche Information, die vom Menschen aufgenommen wird (auf bewusster und unbewusster Ebene), ohne die Sinnesorgane zu benutzen, also in Form von Gedanken, Visionen, Inspiration und Intuition. Hierzu gehören auch Manifestationen des Glaubens an den Schöpfer, an das Gute, an sich selbst und andere, ebenso wie Manifestationen der Liebe, Vergebung, Güte und Freude. Deren jeweilige Gegenteile erscheinen in Gestalt negativer, feinstofflich-nonverbaler Information. Die Quelle für die evolutionäre (positive) Information dieses Typs liegt auf den feinstofflichen Ebenen des Universums und beim Schöpfer. Die Quelle für ihre involutiven (negativen) Spielarten ist der feinstoffliche Bereich der karmischen Welt.

Grobstoffliche verbale Information wird vom Menschen und von anderen Lebensformen über die Sinnesorgane aufgenommen: in positiver Ausprägung zum Beispiel als nahrhaftes, gesundes Essen, als Sonnenlicht, als angenehmer Geruch, behagliche Wärme und so weiter. In negativer Ausprägung erscheint sie als deren Gegenteil beziehungsweise ungesunde Übertreibung (etwa in Form lebensfeindlicher Hitze).

Natürliche fein- und grobstoffliche Information ist die Ursache aller positiven und – wenn auch, im kosmischen Maßstab gesehen, in geringerem Grad – aller negativen Erscheinungen gegebener Lebensformen. Denn aus natürlicher Information erschaffen die Lebensformen, auch der Mensch, die ganze Vielfalt künstlicher evolutionärer Informationsprogramme. Im irdischen Maßstab kann es durchaus, wie die Geschichte lehrt, durch Fehler des Menschen sogar vorübergehend zu einem Überwiegen negativ-involutiver Programme kommen.

Tabelle 2

Neun Klassen der Information

5 Klassen evolutionärer (positiver) Information	
Die höchste feinstoffliche, natürliche, absolute geistige Information. Etalon der Geistigkeit des Schöpfers	Absoluter Glaube an den Schöpfer und in Seine Gesetze des Aufbaus des menschlichen Bewusstseinssystems. Absolute Reinheit und Kraft des Geistes. Absolute Liebe zum Schöpfer und zum Nächsten. Absolute Güte
Feinstoffliche natürliche positive Information	Liebe, Glaube, Weisheit, Güte, Reinheit und Geisteskraft, Gewissen. Alle feinstofflichen Strahlungen, die positive Wirkung auf den Menschen haben
Feinstoffliche künstliche positive Information	Alle positiven feinstofflichen Informationsstrahlungen; Gedanken und Emotionen, die der Mensch infolge der Transformation der natürlichen Information in künstliche erzeugt. Menschenliebe, Vertrauen, Duldsamkeit, Ehrlichkeit, Großzügigkeit, Mitgefühl, Mut, Vergebung
Grobstoffliche natürliche positive Information	Sonne, Mensch, Erde, Sterne, Galaxie, Flora, Fauna, Eltern, positive Emotionen. Alle grobstofflichen Energien und Strahlungen, die dem Menschen dienlich sind. Gene der Ahnen und *genius loci* der Heimat
Grobstoffliche künstliche positive Information	Architektonische Meisterwerke, Musik, Elektrizität, Nahrung, alle Fortbewegungsmittel, Sprache, Gesundheit, Langlebigkeit, Werke der Menschenliebe, kleine positive Handlungen (wie z. B. Händedruck, Lächeln, Kuss)

4 Klassen involutiver (negativer) Information
Es gibt keine absolute negative Information! Die Wirkung der absoluten Information erstreckt sich andererseits auch auf alle Klassen der negativen Information

Feinstoffliche natürliche negative Information	Unglaube, Hass, Boshaftigkeit, Lüge, Passivität, Angst. Alle feinstofflichen negativen Strahlungen, die den Menschen erreichen
Feinstoffliche künstliche negative Information	Alle negativen feinstofflichen Informationsstrahlungen, Gedanken und Emotionen, die den Menschen infolge der Transformation von natürlicher Information in künstliche erreichen. Atheismus, Extremismus, Terrorismus, Hochstapelei, Fundamentalismus, Misstrauen, Egoismus, Betrug
Grobstoffliche natürliche negative Information	Alle Naturkatastrophen, Blitze, Wirbelstürme, Meteoriten, anomale Zonen, Kälte, Schneestürme usw. Alle negativen grobstofflichen Energien und Strahlungen, denen der Mensch ausgesetzt ist
Grobstoffliche künstliche negative Information	Lärm, Schüsse, Explosionen, zu starke Lichtbestrahlung, giftige Dämpfe, Smog, Rauch, minderwertige Nahrung, Waffen, Krankheiten, negative Handlungen (z. B. körperliche Gewalt), Nichtsein

Die Hauptebenen und Unterebenen der feinstofflichen positiven Information und ihre Wechselwirkung mit der Umwelt

Alle Klassen der feinstofflichen natürlichen und künstlichen positiven und negativen Information gehören zu distinkten Ebenen und Unterebenen des Evolvierens und des Involvierens in den feinstofflichen Welten und Unterwelten des Universums. Analog existieren Ebenen und Unterebenen des menschlichen Bewusstseins, außer für negative Information, denn die negative Information ist dem menschlichen System von Natur aus fremd. Sobald wir eine negative Information aufnehmen, bemüht sich unser System um ihre Umwandlung ins Positive, und zwar auf der dazugehörigen Ebene. Welche Folgen dies haben kann, wird in einem späteren Kapitel im Rahmen des Themas »Karma« erklärt.

Es kann gesagt werden, dass alle Klassen der feinstofflichen Information (außer der absoluten) auf 11 Grundebenen (hier verzeichnet als »0,9« bis »10«) auftreten, die sich wiederum in 100 Unterebenen teilen. Davon bestehen 76 Unterebenen aus der positiven Information und 24 Unterebenen (die in 24 Unterwelten der 8 Welten auftreten) aus der negativen Information.

Absolute geistige Information des Schöpfers ist die Urquelle aller Lebensformen und das Vorbild (die Matrix) der evolutionären Entwicklung. Wohltuend und heilend beeinflusst sie alle Systeme in unserem Universum. Diese Einwirkung ist die mächtigste geistig-moralische Quelle. Geistige Information hat die absolute, alles durchdringende Fähigkeit (10^∞) und befindet sich als unabdingbarer Teil und ausnahmslos in allen Arten, Formen, Klassen und Ebenen des informationellen Lebens. Beim Menschen findet sich die absolute geistige Information des Schöpfers auf allen 12 Bewusstseinsebenen.

Hierzu Tabelle 3 (siehe Beilagen)

Alle Arten feinstofflicher Information, die auf den feinstofflichen Bewusstseinsebenen aufgenommen und verarbeitet werden, transformieren sich automatisch in grobstoffliche Information, um gefühlt und genutzt werden zu können. Aus dieser bilden sich in der Regel evolutionäre Programme und – als Ausnahme unter bestimmten Bedingungen – involutive Programme.

Der biophysische Informationsapparat

Die Orientierung in der grobstofflichen Welt ist für uns Menschen ganz entscheidend – ohne sie in effektiver Weise vornehmen zu können, wären wir in jener Lebenswelt, die unsere Heimat ist, verloren. Unsere biophysische Ausstattung ist für diesen Zweck sinnvoll eingerichtet, und wir können uns dabei eines hochkomplexen, fein abgestimmten Informationsapparats bedienen, den wir umgangssprachlich als »Sinnesorgane« bezeichnen. Ob wir, wie traditionell üblich, von fünf verschiedenen Wahrnehmungsorganen ausgehen oder von sechs (einschließlich des Sinnes für räumliche Orientierung) oder gar von deren zehn (wie die moderne Anatomie), ist eher eine akademische Feinheit. Was uns hier viel mehr interessiert, ist die

Frage: Wie nimmt der Mensch grobstoffliche Information auf
– und wie verarbeitet er sie?

Statt von »Organen« zu sprechen (was nur neue Definiti-
onsfragen aufwerfen würde), fassen wir deshalb »Analysatoren« ins Auge. Man kann sagen, dass wir über drei Analysatoren
verfügen:

> Periphere Analysatoren (zuständig für die Aufnahme
  von Informationen)
> Leitungsbahnen (zuständig für die Weiterleitung und
  Verteilung von Informationen)
> Zentrale Analysatoren (Analyse, Verarbeitung,
  Umwandlung in »Erkenntnis«)

An der »Peripherie«, im Sinne einer Schnittstelle zwischen
Sender und Empfänger der Information, sitzen unsere Sinnesorgane in der engeren Bedeutung des Wortes: Augen, Ohren,
Haut, Schleimhäute sowie spezielle Nervenrezeptoren in den
inneren Organen und im Muskelgewebe. Als Leitungsbahnen
fungieren jene Teile des Nervensystems, die dafür da sind, die
gesetzten Impulse von der Peripherie an die eigentliche Emp-
fangsstelle zu vermitteln, also etwa durchs Rückenmark und
weiter bis zur Großhirnrinde. Im Zentrum, gleichsam wie die
Spinne in ihrem Netz, befindet sich die Verarbeitungsstation in
den verschiedenen Arealen des Gehirns, wobei bestimmte Bereiche der Großhirnrinde die feinste Analyse und Synthese des
eingegangenes Reizes vornehmen können.

Die unterschiedlichen Verarbeitungsgeschwindigkeiten und
Leistungen unserer visuellen, auditiven, Bewegungs- und Tast-

analysatoren für unsere persönliche Navigation in der Umwelt sind gut erforscht. Es ist beispielsweise bekannt, dass wir etwa 85–90 Prozent der gesamten sinnlichen (grobstofflichen) Information über die Augen erhalten. Unser Gesichtssinn ermöglicht uns nicht nur eine Wahrnehmung der Beleuchtung der Gegenstände, ihrer Form, Größe und Farbe, Anordnung und Verteilung im Raum, sondern auch eine innere Vorstellung über die Entfernung zu und zwischen ihnen. Darauf beruht unser Vermögen, uns im Raum zu orientieren. Man schätzt, dass visuell 30-mal mehr Information zum Gehirn weitergeleitet werden als auditiv, auch wenn dies physiologisch langsamer geschieht.

Beachtenswert in diesem Zusammenhang sind für uns weniger die genauen Werte der Unterschiede in der Weiterleitungsgeschwindigkeit der Reize als die allgemein anerkannte Erfahrungstatsache, dass die zwischenmenschliche Kommunikation in unterschiedlichen Weltgegenden in unterschiedlichem Maße »visuell« (z. B. Westeuropa) beziehungsweise »auditiv« (z. B. China) geprägt ist. Dies beweist, dass die Informationsverarbeitung in der menschlichen Psyche nicht rein biophysisch, sondern auch und vor allem soziokulturell geprägt ist. Dafür gibt es zahllose Beispiele, die alle auf eine grundlegende Tatsache verweisen, nämlich dass Informationsverarbeitung beim Menschen in hohem Maße selektiv erfolgt, weil die Rezeption derselben Informationsmenge einer subjektiven qualitativen Bewertung unterliegt. Ein Beispiel: Kindergeschrei kann für die Nachbarn als starker Stress, für die Eltern als willkommene Lebensäußerung ihrer Sprösslinge erlebt werden.

Dabei gibt es jedoch natürliche Grenzen, die für Gesundheit und Alterungsprozess hoch bedeutsam sind. Wenn zum

Beispiel der Geräuschpegel 120 Dezibel erreicht, wird es prinzipiell schädlich für die Ohren, auch wenn ein Discogänger vielleicht gerade Musik in dieser Lautstärke bevorzugt. Ab 130 Dezibel beginnt es wohl dann aber auch für ihn zu schmerzen, und spätestens ab 140 Dezibel kann man es eigentlich gar nicht mehr aushalten. Manche Stressforscher gehen davon aus, dass ständiger Lärm (zum Beispiel von starkem Verkehr) die Lebenserwartung signifikant verkürzen kann! Im Gegensatz dazu schätzen die meisten Menschen Naturgeräusche im Bereich von 15–25 Dezibel – wie Blätterrascheln, Fließgeräusche des Wassers und dergleichen – als willkommene Geräuschkulisse für ihre Erholung, oft sogar als Stimulation vor allem von geistiger Aktivität.

Aus dem Zusammenspiel zwischen quantitativer und qualitativer Aufnahme aller Arten von Sinneseindrücken ergibt sich die Menge und die Güte grobstofflicher Information, die vom biophysischen Organismus aufgenommen und genutzt wird.

Und wozu? Nein, diese Frage ist nicht überflüssig. Denn hinter dem Alltagsnutzen steht der geistig-evolutionäre Sinn und Zweck für den enormen biophysischen Aufwand, der dabei getrieben wird. eben für die Transformation grobstofflicher in feinstoffliche Information – in jenen »Stoff, aus dem die Bilder sind«, wie der Dichter sagt. Und die Gedanken. Ebenso wie die Emotionen. Eben der so vielfältige, unendlich ergiebige »Stoff des Geistes«, mit dem unser »Ich« arbeitet, damit die Seele die auf uns einwirkende Information auch begreifen und nutzen kann.

Und was das größte Wunder ist: All dies geschieht auch automatisch, ohne unser bewusstes Zutun. Um wie viel größer wären unsere Möglichkeiten, um wie viel reicher unser Leben, wenn wir in der Lage wären, mit der grobstofflichen Information so umzugehen, dass wir uns in den Prozess ihrer Transformierung bewusst und im Einklang mit den geistig-evolutionären Gesetzen einschalten könnten!

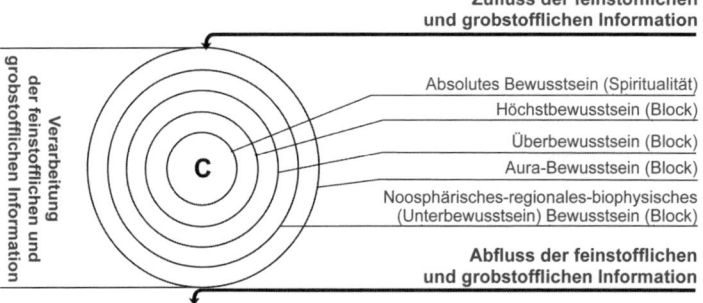

> Die im Menschen präsenten grobstofflichen natürlichen evolutionären Informationen erwachsen aus den positiven Informationen des genetischen Codes, der das Erbe von Art und Ahnen und ihrer erfolgreichen Adaption an die irdischen Lebensbedingungen darstellt.

> Die im Menschen präsenten feinstofflichen positiven (geistigen und absoluten) Informationen stammen aus den feinstofflich-evolutionären Welten und Unterwelten des Schöpfers. Unablässig strahlen sie feinstoffliche positive und geistig-ethische Information aus, die von allen Lebensformen aufgenommen, transformiert und genutzt wird. Diese feinstoffliche Information wird vom Menschen durch feinstoffliche Strukturen (Aura, Seele, Gewissen, Geist) und seinen grobstofflichen Körper (Organe und biologische Systeme) in mannigfache Arten von Energie transformiert.

12 Ebenen des Bewusstseins und Spiritualität

**Blöcke von
Bewusstseinsebenen**

**Entsprechende
feinstoffliche Welten (FW)
von Bewusstseinsebenen**

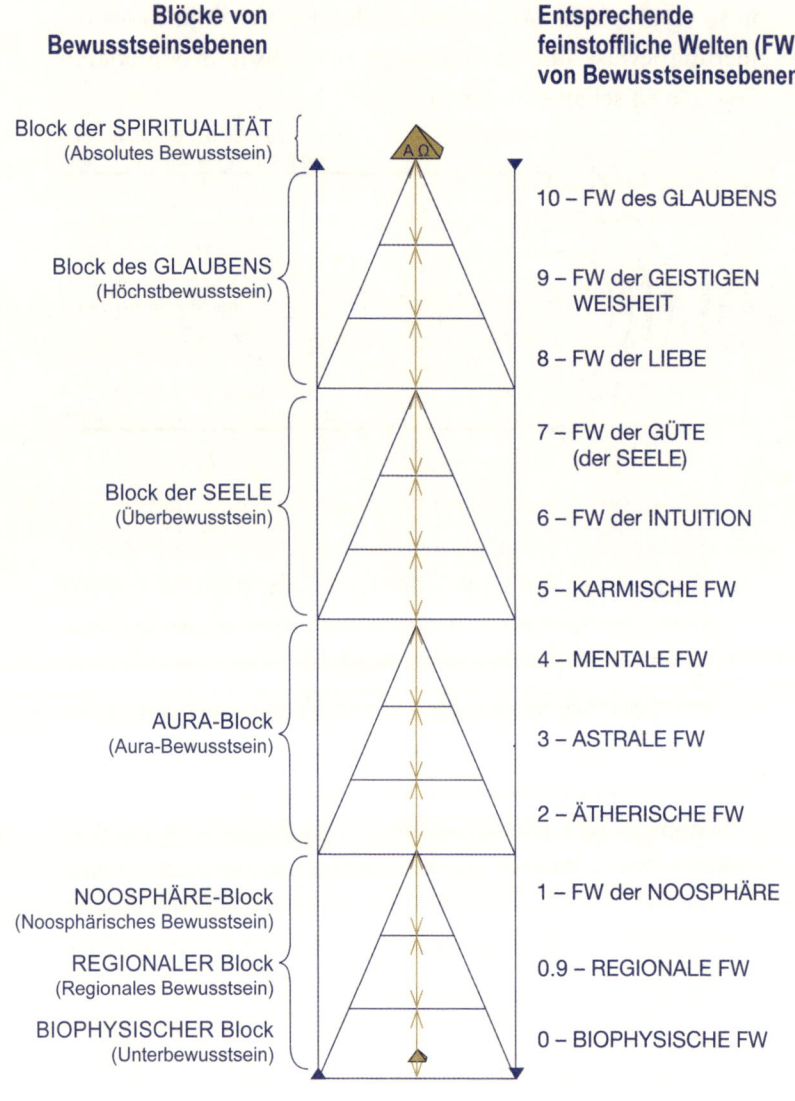

Block der SPIRITUALITÄT
(Absolutes Bewusstsein)

10 – FW des GLAUBENS

Block des GLAUBENS
(Höchstbewusstsein)

9 – FW der GEISTIGEN
WEISHEIT

8 – FW der LIEBE

7 – FW der GÜTE
(der SEELE)

Block der SEELE
(Überbewusstsein)

6 – FW der INTUITION

5 – KARMISCHE FW

4 – MENTALE FW

AURA-Block
(Aura-Bewusstsein)

3 – ASTRALE FW

2 – ÄTHERISCHE FW

NOOSPHÄRE-Block
(Noosphärisches Bewusstsein)

1 – FW der NOOSPHÄRE

REGIONALER Block
(Regionales Bewusstsein)

0.9 – REGIONALE FW

BIOPHYSISCHER Block
(Unterbewusstsein)

0 – BIOPHYSISCHE FW

Für den Menschen in seiner Gebundenheit an die irdische Existenz stellt sich die lebenswichtige Frage: Welche fein- und grobstoffliche Information brauche ich, um zu einem Katalysator evolutionär-geistiger Fortentwicklung zu werden und selbst ein erfülltes Leben zu führen? Und wie erhalte ich sie? Diese Frage zumindest im Ansatz zu beantworten, ist Aufgabe der praktischen Teile des vorliegenden Werks. Hier sollte jedoch noch einmal darauf verwiesen werden, dass Makro- und Mikrokosmos zu 99,999999% aus dem geistig-evolutionären Vakuum, das heißt aus der feinstofflich-evolutionären Information bestehen. Damit birgt die menschliche Natur sämtliche Gesetze und Programme des Aufbaus, der Entwicklung und der Vervollkommnung des Universums ebenso in sich wie alle Voraussetzungen zur Entwicklung und Vervollkommnung ihrer selbst: sowohl im Hinblick auf physische Gesundheit und eine für uns fast unvorstellbare Langlebigkeit, über einen zu hohen Graden vervollkommneten Intellekt, bis hin zu wahrer spiritueller Verwirklichung. In der übergroßen Fülle der informationellen Potenz der erschaffenen Welt liegt das Geheimnis der Möglichkeit des Menschen zu maximaler Selbstrealisation. Das für uns schier Unvorstellbare liegt darin, dass der Anteil der grobstofflichen evolutionären Information (umgangssprachlich: »grobe Materie«) lediglich 0,000001% vom Gesamtvolumen des kosmischen Stoffwechsels ausmacht – und dass sich diese Gesetzmäßigkeit, nach dem Prinzip der Analogie von Makrokosmos und Mikrokosmos, im menschlichen System wiederholt!

Angesichts der objektiven Gegebenheit, dass der Mensch sozusagen in einem Meer der Möglichkeiten zu seiner Selbstentfaltung schwimmt, mag man mit Berechtigung fragen: Warum ist es dann so schwierig, dass er sich weiterentwickelt? Die Antwort ist so simpel wie folgenreich: Es liegt an der subjektiven Gegebenheit der individuellen menschlichen Natur. Der Mensch ist objektiv ein Versprechen für den Kosmos – aber er hat es subjektiv noch nicht eingelöst.

Konsequent betrachtet, im Sinne der menschlichen Evolution, sollte die Hauptnahrung des Menschen die feinstofflich-geistige, positive (sowohl natürliche als auch künstliche) Information sein. Sie würde seinem System stabile Gesundheit verleihen, sein Bewusstsein erweitern, seine verborgenen Fähigkeiten wecken und ihm ein Leben im Einklang mit den kosmischen Gesetzen ermöglichen. Leider aber sieht es in unserer Lebenswelt anders aus: Statt die evolutionär nützliche Information aus der Fülle der auf uns einprasselnden Reizüberflutung herauszufiltern, wird der Organismus überschwemmt mit allen möglichen Arten fein- und grobstofflicher, leider darunter auch involutiver, Information. Letztere kann üblicherweise nur zum Teil manchmal blockiert, manchmal ins Positive transformiert, manchmal ausgeleitet werden. Genau hier gilt es anzusetzen, um dem Menschen »Lebenshilfe« angedeihen zu lassen.

Alle Klassen der grobstofflichen – natürlichen und künstlichen, positiven und negativen – Information treten, wie wir gesehen haben, auf distinkten Ebenen des Evolvierens und Involvierens in Erscheinung. Ihnen analog gesetzt sind die grobstofflichen Ebenen des menschlichen Bewusstseins. Dazu kommen die entsprechenden Ebenen grobstofflicher Welten und Unterwelten, die als Quellen, Speicher, Empfänger, Konsumenten und Verteiler der Information dienen. Grobstoffliche – natürliche und künstliche, positive und negative – Information tritt jeweils auf der ihr gemäßen Ebene in Erscheinung. Jede Ebene besteht wiederum aus 10 Unterebenen.

Im Folgenden lernen wir die antigeistige fein- und grobstoffliche Information kennen. Eigentlich ist diese der menschlichen Natur fremd. Der Mensch nahm sie während vieler Jahrtausende gleichwohl auf: eine Fehlentwicklung, die dem negativen Denken, Sprechen und Handeln geschuldet ist. Der letztendliche Grund dafür liegt in des Menschen Unkenntnis seiner eigenen wahren Natur. Leider wird die negative Information auch von unserer gegenwärtigen Zivilisation immer noch aufgenommen und benutzt.

Hierzu Tabelle 4 (siehe Beilagen)

Man muss verstehen, dass jede Art von negativer Information zu Verfallserscheinungen und Zerstörung führt, auf welcher Ebene auch immer. Wenn religiöse Traditionalisten »überall das Böse wittern«, so ist dies einerseits selbst ein involutiv-disharmonischer Bewusstseinsvorgang, denn der Schöpfer bringt nichts objektiv Böses hervor. Andererseits ist es eine realistische Annahme, dass menschliche Subjekte stets und überall involutiv-negative Manifestationen (»Böses«) hervorbringen können.

Hierzu Tabelle 5 (siehe Beilagen)

> Die Ursache der grobstofflich-natürlichen, involutiven In-
> formation, die der Mensch qua Geburt mit ins Leben bringt,
> ist der genetische Code, der eben nicht nur positive, son-
> dern auch negative Informationen enthält, wie etwa die An-
> fälligkeit für bestimmte Krankheiten.

> Die Ursache der feinstofflichen involutiven Information
> sind die feinstofflichen involutiven Unterwelten der acht
> Welten, in denen die individuell-persönliche involutive In-
> formation (Karma) aufbewahrt wird.

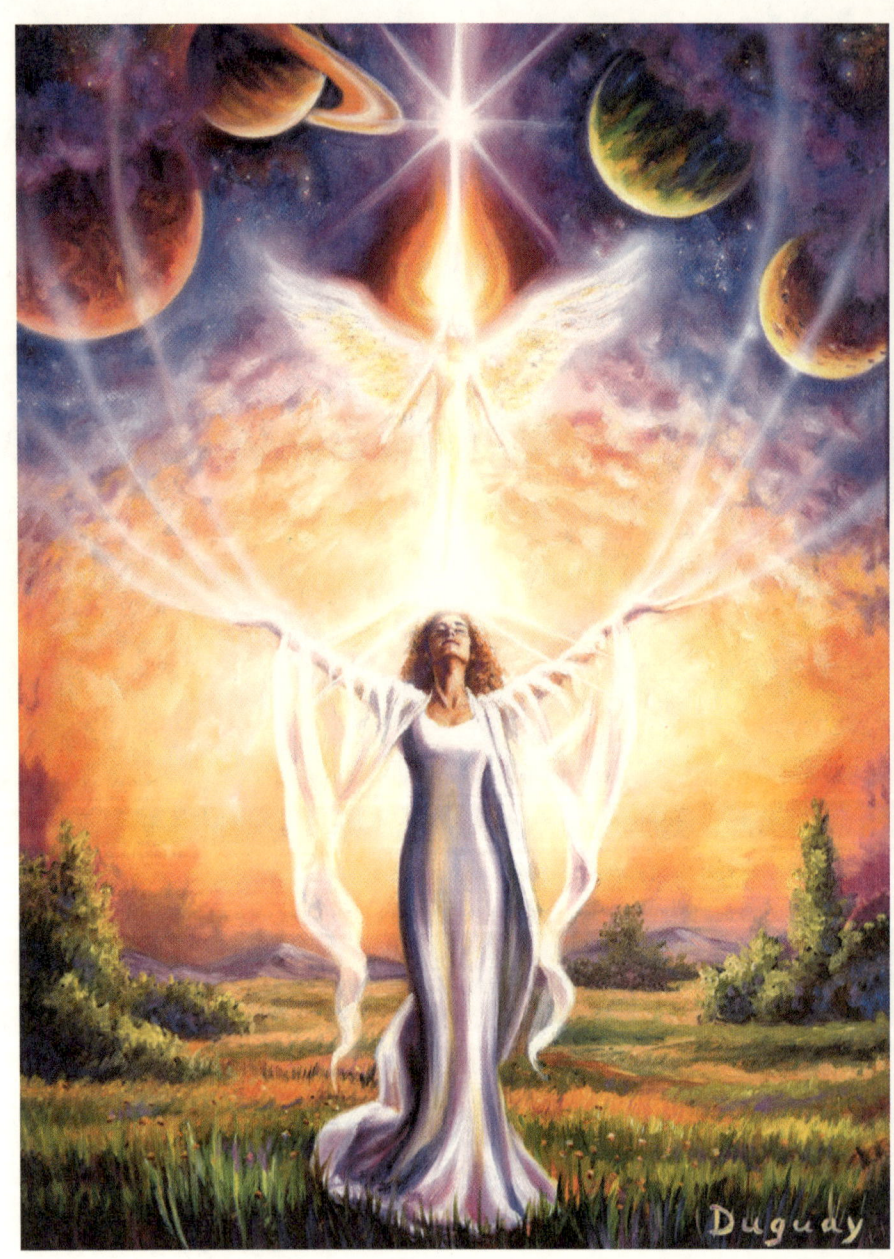

ZWEITER TEIL
HINWEISE ZUR ALLGEMEINEN
LEBENSFÜHRUNG

GESUNDHEIT KANN MAN NICHT KAUFEN – ABER MAN KANN IN SIE INVESTIEREN

Beginnen können ist Stärke. Vollenden können ist Kraft.
LAO TSE

Es ist von überragender Bedeutung, dass das Wesen der spiritualitätslosen, antigeistigen Information erkannt wird. Unabdingbare Voraussetzung dafür ist die Kenntnis der Grundgesetze, des Aufbaus und der Wirkungsweisen von Information. Dem galt das Interesse im ersten Teil des vorliegenden Buches. Dieser zweite, lebenspraktisch orientierte Teil bietet effektive Werkzeuge zur Transformation des Bewusstseins sowie zur Harmonisierung und Gesundung von Körper, Geist und Seele. Sein Inhalt kann umso besser aufgenommen werden, wie dass der erste Teil (Theorie und Wissensgrundlagen) verstanden und verarbeitet worden ist. Konkret wird es um Empfehlungen zur Lebensführung gehen sowie um die Anwendung geeigneter Gedankenprogramme, die negative Information mit Hilfe von Liebe, Güte, Geduld, Mitgefühl und Vergebung in positive Information wandeln. Es gilt, die negative Information beim Denken, Reden und Handeln zunehmend auszuschließen und, wenn sie plötzlich in Gedanken und Gefühlen wirksam wird, zu transformieren. Dies ist das große Desiderat der menschlichen Evolution zum gegenwärtigen Zeitpunkt – und jeder Mensch genießt das Privileg der freien Wahl, die kosmohumanistischen Prinzipien für sich arbeiten zu lassen oder nicht.

Man sagt, Gesundheit könne man nicht kaufen. Wie wahr. Es sollte aber auch ein jeder wissen: Man kann in seine Gesundheit investieren – weniger durch Geldausgeben als dadurch, dass man sein Bewusstsein ändert.

Unser Ziel ist hoch gesteckt. Es geht um nichts weniger als Gesundung und Verjüngung des Organismus, Heilung der Seele und – als oberstes Ziel – die Entdeckung und Entwicklung unserer verborgenen, geleugneten und verkannten Fähigkeiten! Manche mögen sagen, dass das Unsinn ist. Utopisch. Verrückt.

»Verrückt« ist jedoch etwas ganz anderes. Zum Beispiel die Annahme, Gesundheit sei uns das ganze Leben lang gegeben. Aber genau so tun die meisten Menschen – solange sie sich gesund fühlen. Irgendwann aber werden sie krank, klagen über die schlechte Luft, die belastende Umwelt, die Aktivität der Sonne, den Blutdruck und vieles andere mehr. Dann laufen sie zum Arzt, der ihr physisches Inventar möglichst rasch wieder aufmöbeln soll. *Das* ist verrückt – denn hätten sie sich um ihre Gesundheit gekümmert, als es ihnen noch gut ging, wären sie womöglich – wahrscheinlich! – gar nicht erst krank geworden.

Und ist es nicht verrückt, so viel zu arbeiten wie wir nur können, um so viel Geld zu verdienen wie möglich? Um materieller Werte willen verbringen wir die durch negative genetische Information und schädliche Umwelteinflüsse ohnehin schon arg verkürzte Zeit der optimalen Funktionsfähigkeit unseres Gehirns damit, es mit trivialer Information vollzustopfen, anstatt es zu trainieren und zu dem zu machen, was es sein sollte: unser wirksamstes Werkzeug auf dem Weg zu maximaler Selbstrealisation. Ich sage, *das* ist verrückt – und nicht, sich mit dem Programm »Matrix der ewigen Jugend« zu beschäftigen. Einer Methode, die immerhin schon seit über vier Jahrzehnten erprobt und bewährt ist.

Dieses Buch will so viele Hinweise wie möglich geben, um Ihnen zu ermöglichen, diese Methode kennenzulernen und sie zu erproben. Zur Vertiefung und Intensivierung der Praxis bietet der Autor entsprechende Seminare an.[6] Unser Gehirn, unser Nervensystem muss die »Matrix der ewigen Jugend« wie Nahrung in sich aufnehmen, muss die damit gegebene Information förmlich verdauen, sie wortwörtlich »verstoffwechseln«. Wenn durch die Aneignung des Wissensstoffs in diesem Teil des vorliegenden Buches sich ein ganz bestimmter »Geschmack« in Ihren Wahrnehmungsorganen herausbilden sollte, dann wird auch in Ihren Zellen eine entsprechende Erinnerungsspur verankert. Und wenn Sie dadurch »auf den Geschmack kommen«, werden Sie sich ganz von allein aufmachen und sich mehr von dieser Aufbaunahrung für Körper, Geist und Seele beschaffen.

Dabei werden Sie Gebrauch machen können von praktisch-alltagstauglichen Methoden, die auf dem Wissen beruhen, das im ersten Teil dieses Buches dargelegt und die in der langjährigen wissenschaftlichen und psychologisch-pädagogischen Arbeit des Autors vielfach erprobt und ständig verfeinert wurden. Den Kern dieser Arbeit an uns selbst bilden **fünf informationelle Prinzipien des evolutionären Lebens,** die wir als allge-

---

6   www.kjuestel.de

meine Grundlage unseres Denkens, Wollens und Handelns begreifen und durch spezielle Methoden und eine entsprechende im Alltag umsetzen sollten:

ERSTES PRINZIP: Bewusste Anwendung der 12 Evolutionsgesetze (Codes) des Aufbaus, der Entwicklung und Vervollkommnung des menschlichen Bewusstseinssystems (siehe Seite 10 und 149)

ZWEITES PRINZIP: Möglichst nur positive grobmaterielle Information ins eigene System aufnehmen

DRITTES PRINZIP: Negative gedankliche Programme in positive Information verwandeln

VIERTES PRINZIP: Herausbildung und Anwendung positivinformativer Programme

FÜNFTES PRINZIP: Bereitschaft und Fähigkeit zur Nächstenliebe entwickeln – Vergeben und Verzeihen praktizieren

Es liegt auf der Hand, dass es selbst Teil unserer Entwicklung ist, diese Prinzipien so weit zu verinnerlichen, dass sie ihre Wirkung entfalten können. Unser Leben ist (noch) nicht so beschaffen, wie es beschaffen sein sollte. Woran liegt das?

Involutive Information – »Karma«

Tagtäglich nötigt uns die Lebenswelt, in der wir existieren, negative Information aller Art aufzunehmen. Dem können wir nicht ausweichen, selbst wenn wir uns im hintersten Winkel Sibiriens verkriechen wollten. Es ist weder hilfreich noch entspricht es der Würde unseres Rangs als (potenziell) bewusste

Wesen, dass wir uns darüber beklagen. Der Schöpfer hat uns das Leben an diesem kosmischen Ort geschenkt, und wir sind für unsere Misere letztlich selbst verantwortlich, und wenn auch nicht in jedem Fall auf individueller, so doch auf kollektiver Ebene. Folglich geht es für jeden Einzelnen darum, mit der allgegenwärtigen Negativität um uns herum und in uns selbst fertigzuwerden. Das ist von überragender Bedeutung für unser körperliches und seelisches Wohlergehen, unsere geistige Stärke und Frische und unsere seelisch-spirituelle Entwicklung.

Das harmonische Funktionieren des psychophysischen Organismus, die Entwicklung und Vervollkommnung des 12-Ebenen-Bewusstseinssystems wird, so seltsam das klingen mag, lediglich durch einen einzigen Wirkungsfaktor ausgebremst: Karma. Es sind die Konsequenzen unserer Taten in der Vergangenheit, mit denen wir gegen die kosmischen Gesetze verstoßen haben. Wir alle tragen einen großen Rucksack aus früheren eigenen Fehlern und Fehlern unserer Ahnen und der gesamten Menschheit (kollektives Karma) mit uns herum. Es ist offensichtlich, dass ein jeder von uns darunter leidet. Doch wir können uns davon befreien, wir können die faulen Früchte *aller* Taten der Vergangenheit einsammeln und rückstandslos entsorgen.

Die indische Philosophie lehrt, dass, selbst wenn dies geschehen ist, der Mensch aber immer noch nicht wirklich frei ist. Er muss sich anschließend konsequent vom Tun abwenden, um kein neues Karma mehr anzusammeln und in die bedingungslose Freiheit des Nirvana eingehen zu können. Der Kosmohumanismus dagegen meint, dass der Mensch durch die Befreiung von den Konsequenzen seines früheren fehlerhaften

Karma und makrokosmischer Kanal

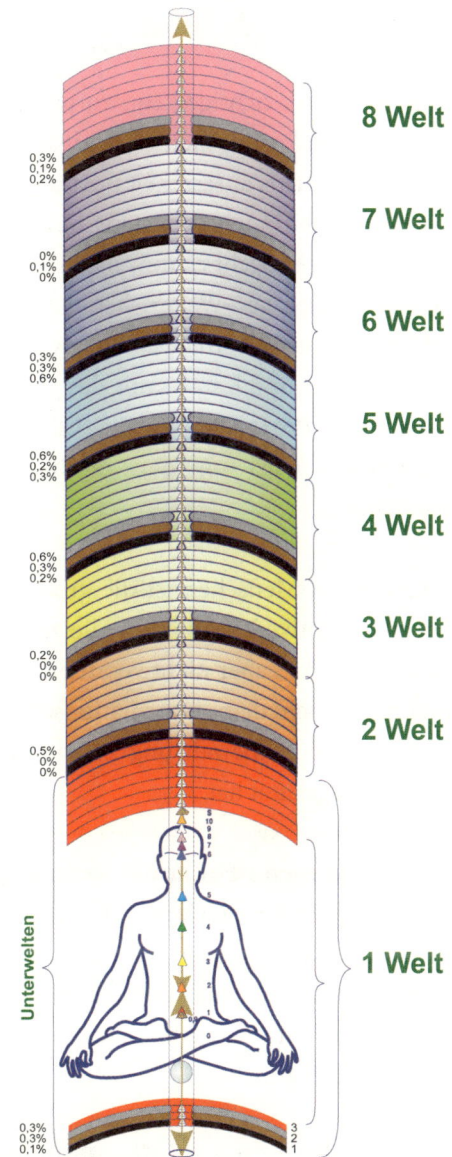

8 Welt

0,3%
0,1%
0,2%

7 Welt

0%
0,1%
0%

6 Welt

0,3%
0,3%
0,6%

5 Welt

0,6%
0,2%
0,3%

4 Welt

0,6%
0,3%
0,2%

3 Welt

0,2%
0%
0%

2 Welt

0,5%
0%
0%

Unterwelten

1 Welt

Karma-Menge:
GRAUE   – 2,8%
BRAUNE   – 1,3%
SCHWARZE – 1,4%

0,3%
0,3%
0,1%

3
2
1

Karma-Gesamtsumme – 5,5%
(Makrokosmischer Kanal ist zu 5,5% geschlossen)

Tuns dafür frei wird, richtiges Tun zu praktizieren, das heißt ein Tun gemäß den kosmischen Gesetzmäßigkeiten. Ob er dabei nun weiteres Karma ansammelt oder nicht, ist für den Kosmohumanisten zweitrangig – erstens wäre es dann ja »gutes Karma«, und zweitens geht es ihm nicht um ein wie auch immer geartetes jenseitiges Weiterleben *ad infinitum*, sondern um seine maximale Selbstrealisation als kosmisches Wesen, das heißt als Träger und Katalysator des vom Schöpfer gesetzten evolutionären Prozesses. »Karma« ist nicht naturwüchsig gegeben, sondern wird von den gegebenen Lebensformen selbst erschaffen.

> ❯ Das Karma des Menschen ist die grobstoffliche und feinstoffliche involutive Information, die er, der Mensch selbst, aufgenommen hat, aber nicht verarbeiten (transformieren) konnte und nach dem Informationserhaltungsgesetz ins Universum zur Aufbewahrung zwecks späterer Transformation weitergeleitet hat.

Kosmologisch gesehen ist »Karma« nicht allgegenwärtig. Der Ort, an dem es jeweils »abgelagert« wird, liegt stets in den 24 Unterwelten innerhalb der acht feinstofflichen Welten. Psychologisch gesehen wird »Karma« im System des Menschen durch Verletzungen der fünf informationellen Prinzipien des evolutionären Lebens wirksam.

1. durch Missachtung der geistig-informativen Gesetze des Aufbaus, der Entwicklung und der Vervollkommnung des 12-Ebenen-Bewusstseinssystems

2. durch gewohnheitsmäßige Aufnahme grobstofflicher negativer Information ins eigene biophysische System
3. durch gewohnheitsmäßige Aufnahme feinstofflicher negativer Information auf der gedanklichen Ebene
4. durch Verfestigung der negativen gedanklichen Programme, die negative Emotionen, negatives Sprechen und Handeln hervorbringen,
5. aufgrund des Unvermögens zu verzeihen.

Aufgrund der massiven psychokulturellen Fehlentwicklung, die mit diesen individuellen Fehlfunktionen einhergeht, hat sich der Gesundheitszustand des Menschen, allen Fortschritten der Medizin zum Trotz, im Lauf der bekannten Geschichte nicht verbessert, sondern kontinuierlich verschlechtert. Zudem hat sich seine Lebensspanne dramatisch verkürzt. Letzteres ist keine vage Vermutung aufgrund von mythischen Erzählungen über das »biblische« Alter der Urväter der Menschheit, sondern eine zwingende Annahme auf wissenschaftlicher Grundlage.

Die geballte negative, das heißt gesundheitlich schädliche Information, der die Menschen heute ausnahmslos ausgesetzt sind, zwingt den Organismus zu Schutzreaktionen, die von der Evolution nur für gewisse Ausnahmesituationen vorgesehen sind, heutzutage aber gewohnheitsmäßig abgerufen werden müssen. Jede negative Emotion zum Beispiel ruft auf biochemischer Ebene einen Adrenalinausstoß hervor. Das gesamte Blutbild wird davon beeinflusst. Und das sind nur einige der bereits heute messbaren, immer noch grobstofflich zu nennenden Wirkungen! Auszugehen ist jedoch auch von massiven Schädigungen auf der feinstofflichen Ebene, die (noch) nicht messbar sind. Wohl aber überdeutlich fühlbar, auch wenn der Arzt dabei diagnostisch im Dunkeln tappt und populäre Erklärungen in modischen Anglizismen die Runde machen (»*energy drain*«). Wer dagegen, wie der Autor des vorliegenden Buches, diese Entwicklung seit über vier Jahrzehnten systematisch beobachtet und dabei Tausenden von Leidtragenden zur Seite gestanden hat, der kann vor ihren katastrophalen Folgen nicht die Augen verschließen. Es handelt sich um eine massenhafte Austilgung der natürlichen Fähigkeit des Menschen, das ihm geschenkte, unbegrnzte Potenzial zu erkennen, zu entwickeln und zu nutzen.

In jedem Moment der Selbstvergessenheit, da der Mensch den Kontakt zu seiner Essenz und seine Bindung an die unaufhörlich auch zu seinem Wohl fließende positiv-evolutionäre Information verliert, vergeudet sein System eine riesige Menge Energie. Energie, die für die Transformation negativer Information in positive bitter nötig wäre. Der unbearbeitete, nicht transformierte Teil der negativen Information wird nach dem universellen Erhaltungsgesetz (Erhaltung der Information, der Energie, der Materie) aus dem ja offenen System Mensch durch den makrokosmischen Kanal in den Raum ausgestoßen. Dort wird sie in feinmaterielle Information umgewandelt und – im Rahmen des allgemeinen kosmischen Stoffwechsels – »recycelt« und dem Menschen wieder zur Verfügung gestellt. Genau das nennen die östlichen spirituellen Traditionen Karma. Und sie treffen den Nagel auf den Kopf, wenn sie davon ausgehen, dass dieser Recyclingprozess sich so lange aufs Neue wiederholt, bis der Mensch seine karmischen Bindungen gelöst hat. Oder, um es vielleicht ein wenig zeitgemäßer auszudrücken: bis dass die antigeistige, involutive Information in evolutionär-positive, geistige Information transformiert ist.

Es dürfte einleuchten: Das Werk der persönlichen Transformation verlangt vollen Einsatz. Um den Wandel auch wirklich von Grund auf einzuleiten, wollen wir uns zunächst mit der allgemeinen Lebensführung befassen. Die konkreten Werkzeuge der psychoinformationellen Umprogrammierung des gesamten Systems sind gleichzeitig zu fein und zu machtvoll, als dass sie ohne entsprechende Vorbereitung des Organismus ihre vollständige Wirkung entfalten könnten. Von daher sollten die Leser dieses Buches die Bedeutung der nun folgenden Ausführungen aufmerksam zur Kenntnis nehmen und die gegebenen Ratschläge möglichst konsequent beherzigen. Nur dann wird man mit optimalen Erfolgsaussichten zur gezielten und bewussten Arbeit sowohl mit der evolutionären als auch mit der involutiven Information voranschreiten können.

Empfehlungen zur (Wieder-)Erlangung der Gesundheit an Körper, Seele und Geist

»Und jedem Anfang wohnt ein Zauber inne«, schreibt Hermann Hesse, und in der Tat: Die Freude am Neuen verleiht unserem Willen Flügel. Also beginnen Sie bitte sofort! Um Ihr Leben in Richtung positiv-lebensbejahender Information zu wenden, können Sie ohne jegliche weitere Vorbereitung sofort mit dem folgenden Übungsprogramm anfangen.

Jede Körperübung wird möglichst zehnmal durchgeführt. Auf die Anleitung folgen wichtige Gesundheitstipps, sie werden später noch eingehend begründet und erklärt. Hier soll zunächst einmal die Richtung aufgezeigt werden.

ÜBUNG

1. Ausgangsposition: auf dem Rücken liegend, die Beine angewinkelt. Das rechte Knie mit zwei Händen zur linken Schulter bringen.

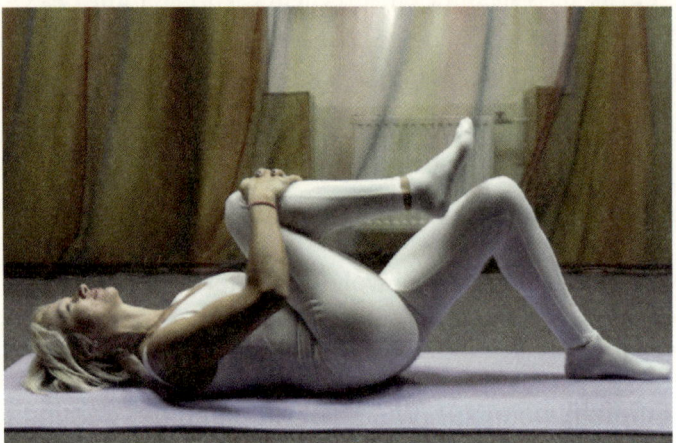

2. Ausgangsposition: auf dem Rücken liegend, die Beine angewinkelt. Das linke Knie mit zwei Händen zur rechten Schulter bringen.
3. Ausgangsposition: auf dem Rücken liegend, die Beine angewinkelt. Mit beiden Händen gleichzeitig beide Knie zum Bereich der Schilddrüse ziehen.

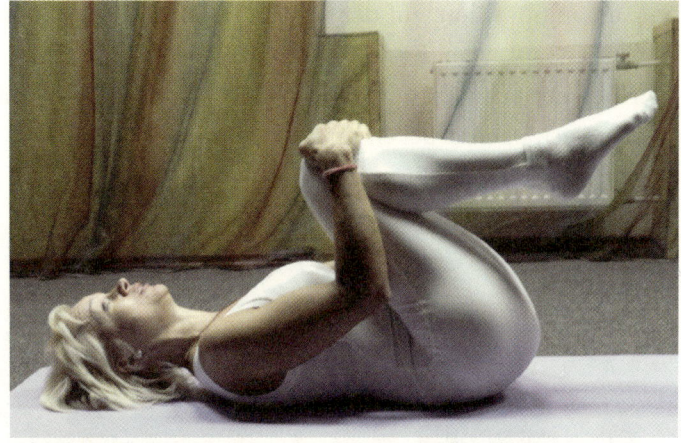

4. Ausgangsposition: auf dem Bauch liegend. Beide Hände mit der Handrückenfläche auf die Wirbelsäule legen.

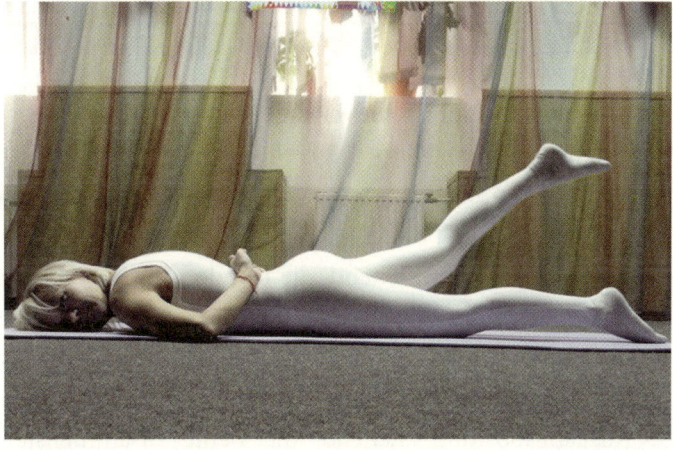

5. Ausgangsposition: auf dem Bauch liegend. Das linke gestreckte Bein so weit es geht nach oben bringen. Danach das gleiche mit dem rechten Bein.

6. Ausgangsposition: auf dem Bauch liegend, mit den Hand-flächen auf dem Boden abstützen, die Fingerspitzen in Höhe der Schultern. Dann den Oberkörper mit den Hän-den nach oben drücken und dabei die Wirbelsäule so weit wie möglich durchbiegen.

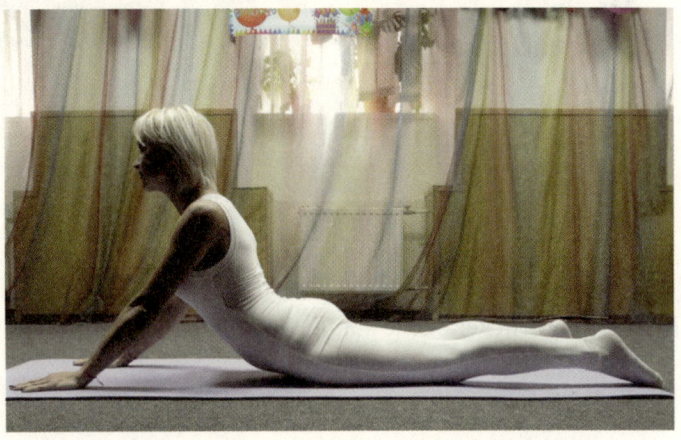

7. Ausgangsposition: stehend, die Arme hängen locker nach unten. Mit dem Kinn die rechte Schulter berühren, den Halbkreis zur linken Schulter ziehen (den Kopf dabei maxi-mal nach hinten bewegen). Danach zurück.
8. Ausgangsposition: stehend, die Hände hängen locker nach unten, den Kopf so weit wie möglich nach links drehen. In die Ausgangsposition zurückgehen. Danach Kopf nach rechts und wieder in die Ausgangsposition zurückgehen.
9. Ausgangsposition: stehend, die Beine zusammenstellen. Mit der linken Hand auf der Stuhllehne abstützen. Mit dem rechten gestreckten Bein im Uhrzeigersinn einen Kreis be-schreiben. Danach das Gleiche gegen den Uhrzeigersinn.

10. Ausgangsposition: stehend, die Beine zusammenstellen. Mit der rechten Hand auf der Stuhllehne abstützen. Mit dem linken gestreckten Bein gegen den Uhrzeigersinn einen Kreis beschreiben. Danach das Gleiche mit dem Uhrzeigersinn.

11. Ausgangsposition: auf dem Rücken liegend. Die Arme und Beine senkrecht nach oben strecken. Dann Arme und Beine für 20–30 Sekunden schütteln (Vibrationsgymnastik). Im Laufe des Tages mehrmals praktizieren und wenn möglich auf eine Dauer von insgesamt sieben bis zehn Minuten bringen.

12. Körperübung für alle Muskelgruppen: Hierfür sollte man einen Heimtrainer benutzen, der möglichst alle Muskelgruppen beansprucht.

13. Übung für optimale Atmung: 1,5 Sekunden – Einatmung. 1,5 Sekunden – Atem anhalten. 1,5 Sekunden – Ausatmung. 0,5 Sekunden – die restliche Luft ausatmen. Diese Übung nach Möglichkeit im Laufe des Tages insgesamt zehn bis zwölf Minuten lang praktizieren.

14. Ausgewogene und bewusste Ernährung: Spätestens 40 Minuten vor dem Essen das letzte Mal trinken. Beim Essen nicht trinken. 50 Minuten nach dem Essen kann wieder getrunken werden. Es ist ratsam, sich an die Trennkostprinzipien (siehe unten) zu halten. Den Konsum von Kaffee, Schokolade, Zucker und Salz so weit einschränken wie möglich.

15. Zweimal in der Woche die Darmreinigung per Einlauf durchführen.

16. Übung zur Gehirnhälften-Koordination: Mit der linken Hand eine Faust bilden. Die Finger der rechten Hand berühren die linke Hand an der Stelle, wo die Fingerspitzen der linken Hand die Handfläche berühren. Dann wird die rechte Hand zu einer Faust gebildet, und die Bewegung erfolgt andersherum. Und wieder von vorn, immer weiter. So einfach das zunächst klingt – es erfordert eine geübte Koordination! Denn das Hin und Her soll so schnell wie möglich erfolgen, sodass man das Gefühl erhält, als klebten die Finger beider Hände formlich zusammen. Eine weitere Erhöhung des Schwierigkeitsgrads besteht darin, dass man gleichzeitig ein Bein im Kreis bewegt.

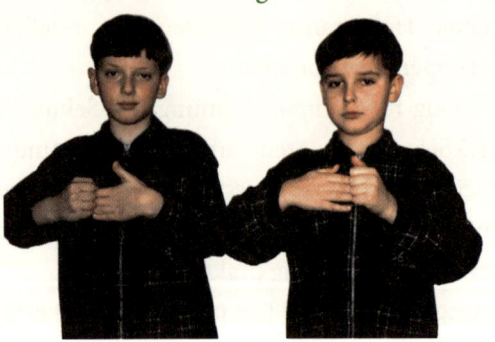

17. Mit positiven Emotionen leben. Negative Emotionen ausschließen beziehungsweise transformieren. Es beginnt (endet aber nicht) damit, sich keine trashigen Fernsehformate »reinzuziehen«!

18. Vor dem Schlafengehen: Selbstbeeinflussung. Dreimal in Gedanken den folgenden Satz aussprechen: »Ich bin ein gesunder und ewig junger Mensch.«

HARMONISCHER BIORHYTHMUS, AUSGEWOGENE ERNÄHRUNG UND EFFEKTIVE ENTGIFTUNG

Der Arzt verbindet nur deine Wunden.
Dein innerer Arzt aber lässt dich gesunden.

PARACELSUS

Die Grundkräfte des kosmischen Geschehens wirken in einem perfekt abgestimmten, rhythmischen Tanz miteinander und aufeinander ein. Dies drückt sich im größten Maßstab durch die zyklischen Umläufe der Sonnen um galaktische Zentren, der Planeten um Sonnen und der Monde um Planeten aus. In der menschlichen Lebenswelt erleben wir den regelmäßigen Wechsel der Jahreszeiten, von Tag und Nacht, von Ebbe und Flut. In der kollektiven Existenz der Menschheit drückt sich Zyklizität im Kommen und Gehen des individuellen menschlichen Lebens aus. Und im mikrokosmischen Maßstab, also bei jedem Einzelnen von uns, bewirken die Biorhythmen das periodische Auf und Ab unserer vitalen Kräfte.

Unser Leben ersteht aus dem Staub der Sterne und der Erde, und was unseren physischen Körper betrifft, so wird er irgendwann wieder zu irdischem Staub. Diese Unveränderlichkeit sollte uns daran erinnern, die uns gegebenen Möglichkeiten nach Kräften zu nutzen. Wenn wir uns hierfür entscheiden, indem wir von unserem Geburtsrecht der freien Wahl Gebrauch machen und unsere persönliche Evolution in den Mittelpunkt unseres Lebens und Strebens stellen, brauchen wir eigentlich nur noch zwei Dinge: Information und Zeit.

Bisher stand in diesem Buch die universelle Bedeutung der Information im Mittelpunkt. Nun kommen wir zu ihrem Nutzen für unsere individuelle Existenz. Es wird darum gehen, die Aufnahme und Verarbeitung positiver, evolutionärer Informationseinheiten in unser System zu optimieren und der negativen Information einen wirkungsvollen Schutzschild entgegenzusetzen.

Für eine maximale Selbstrealisation brauchen wir Zeit. Und je mehr Zeit wir zur Verfügung haben, desto weiter kommen wir mit uns selbst. Was wiederum die überragende Bedeutung eines möglichst langen, möglichst intensiven Lebens bei voller geistiger und körperlicher Gesundheit unterstreicht. Wir sind Wesen im vierdimensionalen Raum, und die konsequente Nutzung der uns gegebenen Zeit dank umfassender Informatisierung ist der Schlüssel, um in eine höhere Dimensionalität des Bewusstseins schon während dieser Lebensspanne hineinzuwachsen: **Zeit multipliziert mit Information ist die universelle Gleichung für exponentielles geistiges Wachstum.** Dies ist die Essenz der kosmohumanistischen Prinzipien und das Geschenk, das sie für den Einzelnen und die Menschheit darstellen.

Aus diesen Gründen wird es jetzt, im zweiten Teil des vorliegenden Buches, im Wesentlichen darum gehen, Mittel und Wege vorzustellen, um möglichst lange zu leben und dabei gesund und geistig fit zu bleiben. Nein, im Grunde um noch mehr: um dabei immer gesünder und geistig immer fitter zu werden.

Die Biorhythmen

Die Periodizität des kosmischen Geschehens spiegelt sich im lebenden Organismus wider. Rhythmische Aktivität ist eine seiner Grundeigenschaften. Sämtliche metabolische Prozesse in einem lebenden System, ob fein- oder grobstofflich und gleich, auf welcher Ebene des (Unter-)Bewusstseins sie verlaufen, sind getaktet nach Zyklus und Geschwindigkeit. Im Hinblick auf die Organisation der psychophysiologischen Prozesse im Menschen spricht man von Biorhythmen. Sie funktionieren so exakt und zuverlässig, dass man sie auch unsere »innere Uhr« nennt. Von daher sind sie von überragender Bedeutung für unsere Gesundheit und den ökonomischen Einsatz unserer körperlichen und geistigen Kräfte, was wiederum bedeutsame Rückwirkungen auf unsere harmonische und wirksame Entwicklung hat. Es lohnt sich also, einen Blick auf die Erkenntnisse der Chronobiologie zu werfen, jene Wissenschaft, welche die zeitliche Organisation physiologischer Prozesse und periodische Funktions- und Verhaltensmuster von Organismen untersucht, und daraus einige praktische Konsequenzen zu ziehen.

Eine wichtige Rolle im menschlichen Organismus spielt der Tag-Nacht-Rhythmus. Die Einwirkung der äußeren Einflüsse auf den Organismus variiert innerhalb des 24-Stunden-Zyklus merklich (bedingt durch äußere Lichtverhältnisse, spektrale Zusammensetzung des Lichts, Temperatur, Luftfeuchtigkeit und so weiter), und daraus ergeben sich Zyklen im organischen Geschehen, die sogenannte zirkadiane Rhythmik. Sie ist von der Natur so eingerichtet, dass dem Menschen während der

Nacht ein erholsamer Schlaf und während des Tages bestmögliche Leistungsbereitschaft geschenkt wird. Ein regelmäßiger zirkadianer Rhythmus charakterisiert den normalen Zustand. Unbestimmte Anzeichen des Unwohlseins können schon auf seine Störung hinweisen, was nicht immer gleich erkannt wird. Größere Diskrepanzen dieses Biorhythmus, vor allem chronische Schlaflosigkeit, entstehen oft aufgrund von (künstlichem) Stress, der viele Ursachen haben kann. Pathologische Veränderungen in der Arbeit des Organismus können die Folge sein.

Von äußerer zirkadianer Disrhythmie spricht man im Falle von Jetlag oder als Folge von Schichtarbeit. Wird der natürliche Schlaf-Wach-Rhythmus akut oder gewohnheitsmäßig in Mitleidenschaft gezogen, läuft die innere Uhr nicht mehr mit der äußeren Uhrzeit synchron. Schlaf und Nahrungsaufnahme und als Folge Hormonproduktion und Körpertemperatur werden nicht mehr richtig »getaktet«. Auch eine selbstverordnete Ernährungsweise, die nicht im Einklang mit den natürlichen Rhythmen des Körpers steht, kann zu einer Fehlfunktion führen. Die unterschiedlichsten physischen und psychischen Beschwerden können auftreten – aus dem einen oder anderen Grund.

Innere zirkadiane Disrhythmie liegt vor, wenn die Periodenlänge der inneren Uhr aus organischen Gründen vom 24-Stunden-Rhythmus zu stark abweicht. Eine solche Störung bedarf unbedingt der ärztlichen Abklärung. Man sollte auch äußerst vorsichtig damit umgehen, eine biorhythmische Harmonisierung durch äußere Maßnahmen herbeiführen zu wollen. In diesem Zusammenhang muss darauf hingewiesen werden, dass die folgenden Hinweise zur verbesserten Lebensführung sich nicht als therapeutische Empfehlung auf diese Form der Rhythmusstörung beziehen!

Aus der traditionellen chinesischen Medizin wissen wir, und das hat sich auch bei uns in der Praxis bestätigt, dass jedes Organ zu einer bestimmten Tageszeit das Optimum seiner Tätigkeit erreicht (Organuhr). Dann ist es besonders anfällig für verschiedenartige pathologische Einwirkungen, aber es reagiert auch am besten auf die Heilbehandlung. Zum Beispiel ist die Leber von ein bis drei Uhr nachts am aktivsten. Die Körpertemperatur wird am besten in den Morgenstunden und gegen Abend um 18 Uhr gemessen, weil Fieber vom zirkadianen Rhythmus beeinflusst wird. Den schnellsten Puls hat man zwischen neun und zehn Uhr und zwischen 17 und 18 Uhr, den langsamsten von 13 bis 14 Uhr und 22 bis 23 Uhr. Der arterielle Blutdruck ist am frühen Morgen und um die Mitternachtszeit am niedrigsten, er erhöht sich in der Zeit von 16 bis 20 Uhr. Vormittags (außer bei ausgesprochenen »Nachtmenschen«) beobachtet man die größte Aktivität in der Großhirnrinde. Im Laufe des Tages um neun, 13 und 17 Uhr wird man etwas schläfrig. Die Leistungsfähigkeit des Herzens verringert sich ungefähr um 13 Uhr und um 21 Uhr, zu dieser Zeit sollte man das Herz möglichst nicht belasten.

Seit Längerem weiß man, dass man mit Willenskraft die Biorhythmen des Organismus beeinflussen kann. So ist es beispielsweise möglich, den Blutdruck, die Temperatur der Hände, den Puls und so weiter zu verändern. Darauf beruht die Methode des Bio-Feedbacks.

Auch die Gehirnströme besitzen ihre eigenen, speziellen Biorhythmen. So ist der Alpha-Rhythmus der Arbeitsrhyth-

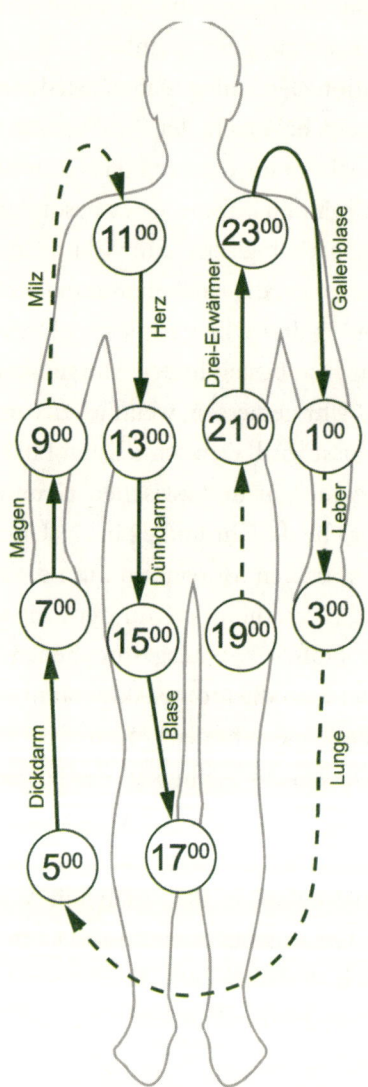

mus des Gehirns im Zustand der leichten Entspannung beziehungsweise der entspannten Wachheit bei geschlossenen Augen. Der Beta-Rhythmus ist der Rhythmus des aktiven Wachseins. Der Delta-Rhythmus ist der Zustand der traumlosen Tiefschlafphase und der Theta-Rhythmus der Rhythmus des leichten Schlafs mit möglichen Träumen (REM-Phase oder paradoxer Schlaf). Unser Gehirn bleibt während der Schlafphasen aufnahmefähig. Darauf beruht die Methode des Lernens im Schlaf.

Die Basis für die Biorhythmustheorie wurde zu Beginn des 20. Jahrhunderts durch den Wiener Psychologen Hermann Swoboda und den Berliner Arzt Wilhelm Fließ gelegt. Fließ glaubte in den Krankenakten seiner Patienten übereinstimmend Regelmäßigkeiten zwischen Erkrankung, Gesundung und Todesdatum entdeckt zu haben und formulierte daraus eine Ableitung als Periodenlehre. Beide versuchten hinter den »guten« und »schlechten« Momenten eines Lebens eine Gesetzmäßigkeit zu entdecken. Zu den Biorhythmen gibt es inzwischen eine ganze Anzahl von Untersuchungen in den Bereichen der Medizin, des Sports, der Physiologie und Psychologie.

Die Biorhythmik geht von drei Rhythmen mit unterschiedlicher Periodendauer aus. Der physische (körperliche) Rhythmus hat eine Länge von 23 Tagen, der emotionale (seelische) von 28 Tagen, und der intellektuelle (geistige) Rhythmus dauert 33 Tage. In jedem Zyklus bildet die erste Hälfte die positive Phase und die zweite die negative. Die positive Phase des physischen Zyklus ist beispielsweise ein guter Zeitpunkt für intensive sportliche Trainings oder für andere körperliche Tätigkeiten, die mit anstrengender Muskelarbeit verbunden sind; im emotionalen Zyklus neigt man zur Neubewertung seiner Möglichkeiten, man ist munter und kann leicht neue Kontakte knüpfen; im intellektuellen Zyklus ist die Lernfähigkeit größer und schöpferisches Arbeiten fällt uns leicht. In der negativen Phase sind die Leistungs- und Konzentrationsfähigkeit und die Widerstandskraft geringer, die Gemütsverfassung ist gedämpfter. Es ist eher eine Zeit für Erholung und Regeneration. Die Tage des Übergangs von der positiven Phase zur negativen und umgekehrt werden bei allen drei Zyklen als Null-Tage oder kritische Tage bezeichnet. Am kritischen Tag des physischen Zyklus passieren die meisten Unfälle, chronische Erkrankungen verschlimmern sich. Am kritischen Tag des emotionalen Zyklus kommen zum Beispiel emotionale Ausrutscher vor, oder Symptome von eventuellen psychischen Krankheiten zeigen sich. Am kritischen Tag des intellektuellen Zyklus wird unser Gedächtnis schwächer und die schöpferische Aktivität geringer.

Wenn die Null-Tage von zwei oder drei Zyklen zusammenfallen, muss der Mensch besonders aufmerksam und vorsichtig sein. Es ist zwar nicht unter strengen wissenschaftlichen Bedingungen bewiesen, aber doch durch unzählige Beobachtungen bestätigt, dass Unfälle besonders häufig an einem biorhythmisch kritischen Tag passieren. Man muss wissen: Im Durchschnitt kommen die doppelten Null-Tage sechsmal im Jahr und die dreifachen nur einmal im Jahr vor.

Der Biorhythmus lässt sich sehr leicht für jeden beliebigen Tag errechnen. Ausgangspunkt ist das Geburtsdatum. Sie rechnen zuerst aus, wie viele Tage seit Ihrer Geburt vergangen sind, das heißt, Sie multiplizieren Ihr Alter mit 365 und für jedes

Schaltjahr kommt noch ein Tag hinzu (2000, 1996, 1992 usw.).
Zu diesem Ergebnis addieren Sie die Tage, die seit Ihrem letzten
Geburtstag vergangen sind.

Im folgenden Beispiel errechnen wir die Biorhythmen einer
Person mit dem Geburtsdatum 24. Dezember 1934 für den
1. Januar 1980.

ÜBUNG

Die Zahl 45 (aktuelles Alter) multipliziert mit 365 (Anzahl der
Tage im Jahr) ergibt 16 425. Dazu addieren wir die Zahl 7 (die
Tage, die bis zum 1. Januar 1980 noch übrig sind) und noch
die 11 Tage für die Schaltjahre. Die volle Anzahl der Lebensta-
ge bis zum ausgewählten Datum beträgt 16 443. Diese Zahl
wird nun jeweils durch 23 für den körperlichen Rhythmus, 28
für den seelischen und durch 33 für den geistigen Rhythmus
dividiert. Das ergibt: 714 (21), 587 (7), 498 (9). Die Hauptzah-
len bedeuten die Anzahl der vergangenen vollen Zyklen und
die Zahlen in den Klammern (der Rest) den aktuellen Stand
jedes Zyklus. Der physische Zustand dieser Person befand sich
also am 1. Januar 1980 in der negativen Phase (es war der 22.
Tag des Zyklus), der emotionale und intellektuelle Rhythmus
lag in der positiven Phase (der 8. und der 10. Tag dieser Zyklen). Null-Tage gab es keine an diesem Tag. Grafisch werden
die Biorhythmen als drei Sinuskurven (Wellen) dargestellt. Sie
können Sie auf Millimeterpapier zeichnen.

Wenn Sie über einen Internetzugang verfügen, geht es natürlich noch viel einfacher. Sie geben »Biorhythmus berechnen«

in die Suchmaschine ein und erhalten eine Anzahl Möglichkeiten. Wählen Sie eine aus. Dann brauchen Sie nur noch das Geburtsdatum einzugeben, und in Sekundenschnelle erscheint Ihr persönlicher Biorhythmus für den heutigen oder einen beliebigen anderen Tag samt grafischer Darstellung.

Das Wissen um die Biorhythmen floss in der Sowjetunion mehr, als heute bekannt ist, in die Organisierung des Lebensalltags ein. Im Jahre 1978 führten die Moskauer öffentlichen Verkehrsbetriebe für alle Fahrzeugführer eine Dienstplanung ein, die deren Biorhythmus berücksichtigte. Man stellte die Fahrer prophylaktisch an ihren kritischen Tagen aller drei Zyklen frei. Fielen zwei kritische Tage zusammen, erhielt der Fahrer zusätzliche Hilfen der Leitwarte und mehr Zeit für die Strecke. Das Resultat: Die Anzahl der Unfälle durch Verschulden des Fahrers sank um 40 Prozent.[7]

Der menschliche Körper ist einer Fabrik vergleichbar, in der komplexe Arbeiten verrichtet werden. Alle Rohmaterialien müssen rechtzeitig am richtigen Platz und in ausreichender Menge vorhanden, ihre Verarbeitung in einem abgestimmten Prozess korrekt erfolgen, damit das Endprodukt in erforderlicher Qualität und Quantität dem Verbrauch zur Verfügung steht. Je reibungsloser die »Produktion« arbeitet, umso länger bleiben die Gesundheit und Leistungsfähigkeit erhalten. Dieses ganze harmonische Zusammenspiel ist nicht nur für den Menschen vorgesehen, sondern auch für seine Umwelt, denn der Mensch ist ein Teil dieser Welt, zusammen mit der Erde,

---

7 Persönliche Mitteilung des Hauptinspektors der Moskauer Verkehrsbetriebe an den Autor, der an diesem Experiment beratend teilnahm.

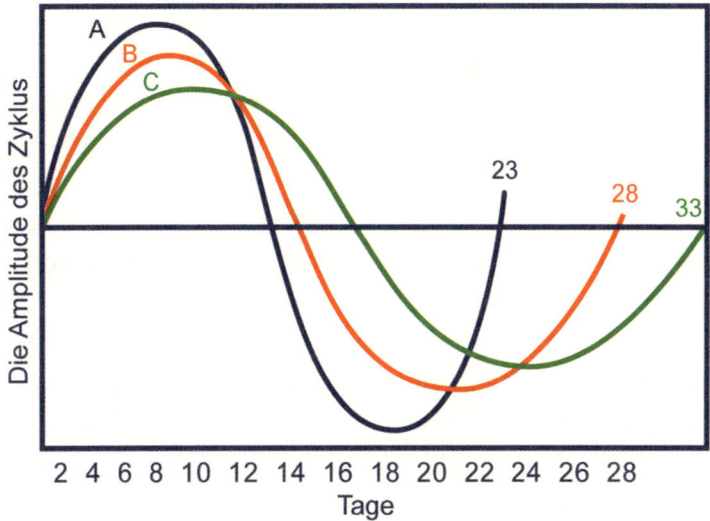

Die Amplitude des physischen (A), emotionalen (B)
und intellektuellen (C) Zyklus

der Sonne, dem Mond und dem Universum. Alles, was uns
umgibt, ist voller Rhythmen. Das Gesetz der Rhythmen wirkt
auch in uns. Unsere Biorhythmen sind die Uhren unserer Gesundheit, und von ihrer Genauigkeit und Regulierung hängen
unsere Gemütsverfassung, die Fülle der Wahrnehmungen und
unsere Leistungsfähigkeit und Langlebigkeit ab.

So testen und regulieren Sie Ihre Biorhythmen

Um ihren physischen Rhythmus zu testen, stellen Sie sich morgens nach dem Aufwachen die Frage: »Möchte ich jetzt Gymnastik machen, laufen oder mich auf andere Art und Weise

körperlich betätigen?« Ein Ja bedeutet, dass sich der Biorhythmus Ihres Körpers in der aufsteigenden Phase befindet. Ein Nein deutet auf seinen Abschwung hin. Ist die Unlust besonders groß, müssen Sie damit rechnen, dass Sie sich an einem kritischen Tag Ihres physischen Zyklus befinden.

Um Ihren intellektuellen Rhythmus zu bestimmen, fragen Sie sich gleich morgens: »Möchte ich heute schöpferisch arbeiten, etwas Neues in Angriff nehmen?« Eine bejahende Antwort bedeutet, dass Ihr geistiger Rhythmus in der positiven Phase ist. Ist Ihr Wunsch eher gering, zeigt das seinen Abschwung an. Verspüren Sie eine schier unüberwindliche Unlust, befinden Sie sich an einem kritischen Tag dieses Biorhythmus.

Für den emotionalen Rhythmus stellen Sie die Frage wie folgt: »Habe ich Lust, meinen liebsten Menschen, Freunden und auch Fremden Gedanken der Liebe und des Wohlwollens zu senden?« Ein Ja zeigt Ihnen, dass Ihr emotionaler Rhythmus im positiven Bereich liegt. Zögern Sie und sind Sie sich dessen unsicher, wäre das Gegenteil der Fall. Interessiert Sie das überhaupt nicht, und ist ihre Unlust enorm groß, weist es auf einen kritischen Tag Ihres seelischen Zyklus hin.

Es gibt auch einen Blitztest, mit dem Sie zudem alle drei Biorhythmen regulieren können. Sie gebrauchen dazu Ihre Vorstellungskraft.

ÜBUNG

Stellen Sie sich im Inneren Ihres Kopfes eine Kugel von neutraler Farbe vor. Mental fügen Sie in diese Kugel zehn Farben (von Rot bis Gold, in der Reihenfolge wie auf der Grafik »Ein

neues Bioinformationsmodell des menschlichen Bewusstseinssystems und des Universums«) ein. Wenn Sie ein eher
auditiver Typ sind und Schwierigkeiten mit der Visualisierung
von Farben und Formen haben, sagen Sie einfach konzent-
riert die Bezeichnungen der Farben nacheinander in Gedanken auf.

Als Erstes installieren Sie per Affirmation das Gedankenprogramm für die Regulierung des physischen Rhythmus:

»Mein Körper ist stark, aktiv und voller Energie. Ich möchte mich bewegen, Gymnastik machen, laufen oder anderweitig
körperlich aktiv werden.«

Installieren Sie dann das Gedankenprogramm für die Regulierung des intellektuellen Rhythmus mit folgender Affirmation:

»Ich fühle einen Schub schöpferischer Energie, der mir
hilft, im Laufe des Tages gut zu arbeiten und alle Probleme zu
lösen.«

Schließlich kommt noch das Programm für die Regulierung des emotionalen Rhythmus:

»Ich fühle eine Flut der Energie der Liebe, der Güte, der
Reinheit und der Hoffnung. Diesen Energiestrom werde ich
den ganzen Tag spüren. Zärtlichkeit und Freude werden
mein Herz erfüllen.«

Als Letztes installieren Sie in der Kugel noch ein Kontrollprogramm. Sie können wählen, ob Sie Wärme oder Kühle spüren möchten:

»Wenn ich anfange, die Kugel in meinem Kopf im Uhrzeigersinn rotieren zu lassen, werde ich angenehme Wärme (oder
Kühle) im ganzen Körper verspüren. Das wird der Beweis da-

für sein, dass dieses ganze komplexe Programm in allen Organen und Systemen meines Körpers angekommen ist und sich gerade realisiert.«

Und dann lassen Sie die Kugel in Ihrem Kopf im Uhrzeigersinn ein bis zwei Minuten rotieren. Wenn Sie sich danach kraftvoll fühlen und voller emotionaler und schöpferischer Energie, beenden Sie die Übung.

Ich empfehle Ihnen, diese Übung jeden Morgen nach dem Aufwachen durchzuführen.

Richtige Ernährung ist ausgewogene Ernährung

Um sich gesund und ausgewogen zu ernähren, muss man wissen, welche Nahrungsmittel man wählen und welche man zu meiden hat. Schon Paracelsus kannte ungünstige Kombinationen von Lebensmitteln, die der Magen nur schlecht verarbeiten kann. Er riet auch zur Vorsicht gegenüber salzigen, gebratenen, sehr süßen und sehr fettigen Speisen. Seine Empfehlungen wurden von der wissenschaftlichen Forschung grundsätzlich bestätigt. Der Mediziner und Physiologe Iwan Petrowitsch Pawlow fand heraus, dass der Körper für jede Art von Nahrung jeweils spezielle biochemische Reaktionen mobilisiert. Sie sind nachweisbar an der variierenden Zusammensetzung von Speichel, Magen- und Pankreassaft, Galle sowie den Verdauungssäften des Darms. Die Verarbeitung der einzelnen Nahrungsbestandteile im dafür zuständigen Teil des Verdauungstraktes erreicht zu einer bestimmten Tageszeit ihre optimale Effektivität.

Jede Mahlzeit sollte Eiweiß (Fleisch, Quark oder andere Sauermilchprodukte, Eier, Fisch, Sojaprodukte), Kohlenhydrate (Zucker, Stärke), Vitamine, Mineralstoffe und Fette enthalten. Das Thema »Fette« ist heutzutage hochumstritten. Es werden alle möglichen, oft widersprüchlichen Behauptungen dazu aufgestellt und sogar wissenschaftlich untermauert. Dieser Streit wird nie entschieden werden, schon wegen der Unversöhnlichkeit, mit der sich Vegetarier und »Flexitarier« oft begegnen. Die Zufuhr von Fett in den Organismus sollte auf alle Fälle maßvoll erfolgen. Und jeder muss selbst feststellen, was für ihn »gute« Fette sind. Zum Thema »Kohlenhydrate« hier so viel: Sie sind die einzigen Nahrungskomponenten, an denen die meisten Menschen keinen Mangel leiden. Der eigenen Gesundheit zuliebe sollte man ihre Zufuhr jedoch drastisch reduzieren und Zucker, Weißbrot und Weißmehlprodukte nur begrenzt zu sich nehmen, am besten ausschließen. Obst und Gemüse hingegen gehören bei jedem Essen mit auf den Teller, da sie nicht nur reich an Vitaminen und Mineralstoffen, sondern auch sehr wichtig für das Säure-Basen-Gleichgewicht im Körper sind.

Ich empfehle drei Mahlzeiten am Tage. Zum Frühstück gibt es Obst und Säfte, mittags Säfte, Salat aus frischem Gemüse, Fleisch oder Fisch und Obst zum Nachtisch. Als Abendessen (nicht später als 19 Uhr) eignen sich Sauermilchprodukte sehr gut. Vollkommen ausschließen sollte man Kaffee und Schokolade. Getränke nimmt man am besten 30 Minuten vor oder 40 Minuten nach dem Essen zu sich, denn trinkt man zum Essen, werden die Verdauungssäfte »verdünnt«, und dadurch verlangsamt sich der Verdauungsprozess. Kalte Getränke, Eiscreme und alles, was stark gekühlt wurde, ist nicht empfehlenswert, da es die Wirkung des Verdauungsenzyms Pepsin im Magen verlangsamt und sogar zum Erliegen bringen kann. Ideal ist die Kombination aus Brot und Butter und auch Grütze[8] oder Kartoffeln mit allen Arten von Fett. Milch sollte man separat verzehren, ebenso Honigmelonen.

Für ein gesundes, langes Leben und die Erhaltung der Jugendlichkeit ist die Arbeit der endokrinen Drüsen äußerst wichtig. Um ihr gutes Funktionieren zu gewährleisten, muss man wissen, was jede von ihnen benötigt. Fangen wir mit der Schilddrüse an. Wenn sie normal funktioniert, fühlt sich der Mensch gesund und munter und erfreut sich des Lebens. Eine Schilddrüsenunterfunktion beeinflusst die Geschlechtsdrüsen negativ, und der Betroffene verliert das Interesse am Sexualleben. In diesem Fall helfen Jod, B-Vitamine und Tyrosin, eine Aminosäure, die an der Eiweißproduktion beteiligt ist. Nimmt man sie als Nahrungsergänzungsmittel zu sich, sollte man die medizinisch vertretbare Tagesmenge nicht überschreiten.

Die Nebennieren produzieren Adrenalin, das den Stoffwechsel stimuliert. Man nennt sie auch die Überlebensdrüsen, weil die Hormone, die sie bilden, dem Organismus Energie und Lebenskraft geben. Die Nebennieren brauchen Produkte mit hohem Proteingehalt und die Vitamine A, C, E und Tyrosin.

Die Nebenschilddrüsen regulieren den Phosphor-Kalzium-Austausch. Wenn sie bei der Arbeit »schwächeln«, leidet als

---

8 Kascha: Buchweizengrütze, das russische Nationalgericht. Oder man bereitet eine Grütze aus Gerste oder Hafer zu.

Erstes das Nervensystem – der Mensch ist gereizt, aggressiv und leicht erregbar. Außerdem kann es zu Allergien und Krämpfen kommen. Für das normale Funktionieren brauchen sie Vitamin D und kalziumhaltige Lebensmittel.

Die Thymusdrüse ist mit den Keimdrüsen und der Nebennierenrinde verbunden. Sie braucht die B-Vitamine.

Die Bauchspeicheldrüse erfüllt verschiedene exokrine und endokrine Funktionen. Sie produziert unter anderem das Hormon Insulin. Dafür benötigt sie die B-Vitamine, Schwefel und Nickel, die Aminosäure Cystin und Glutaminsäure.

Die Gonaden (Keim- oder Geschlechtsdrüsen) unterstützen die optimale Arbeit des Organismus als Ganzem und normalisieren das Sexualleben. Das Fehlen von notwendigen Elementen in den Nahrungsmitteln wirkt sich negativ auf die Arbeit der Geschlechtsdrüsen aus. Als Erstes brauchen sie die Vitamine A, B, C und E. Vitamin A hilft Prostata und Eierstöcken. Die B-Vitamine braucht man, um den Sexualtrieb und die Potenz zu erhalten. Außerdem wird Vitamin C benötigt. Vitamin E verstärkt die Reproduktionsfähigkeit. Außerdem benötigen die Gonaden Mineralstoffe und Spurenelemente, besonders Kupfer und Eisen. Ist dies alles in ausreichenden Mengen vorhanden, dann sollte der Mensch auch mit hundert Jahren noch zu einem normalen Sexualleben fähig sein.

Um den Organismus ausreichend mit Vitamin A zu versorgen, braucht man folgende Lebensmittel: fetten Fisch (Hering, Lachs) oder Lebertran, Möhren, Aprikosen, grünes Gemüse (Kohl, Salat und andere), Milchprodukte, Nieren und Leber. Hierbei sollte jedoch beachtet werden, dass in Westeuropa die

Innereien von Schlachttieren oft hochbelastet mit Schadstoffen sind. Es empfiehlt sich, auf Bio-Fleisch auszuweichen.

Die Vitamin-B-Gruppe (Thiamin B_1, Riboflavin B_2, Pyridoxin B_6) kommt unter anderem in Kartoffeln, Hefe, Kleien, Nüssen, Milch, Eiern, Leber und Nieren vor.

Vitamin C findet sich in vielen Gemüsesorten (Kohl, Tomaten, Salat, Pilze) und in fast jedem Obst, besonders in Zitrusfrüchten, Hagebutten und schwarzen Johannisbeeren.

Vitamin D ist in großen Mengen in Leber, in einigen Fischsorten (Hering, Makrele) und in Milchprodukten vorhanden.

Vitamin E liefern grüner Salat, Weizenkeime, Sonnenblumenöl, Grütze (Buchweizen) und Leber.

Biotin (Vitamin H) kommt in Eidotter, Hefe und Blumenkohl vor.

Der gesamte Körper und besonders die endokrinen Drüsen brauchen neben Vitaminen auch Mineralstoffe und Spurenelemente. Aluminium (das in der westlichen Medizin nicht als essenzielles Spurenelement gilt) ist in kleinsten Mengen in fast allen Lebensmitteln enthalten. Kupfer gibt es in Milch, Leber, Nüssen und Kräutern. Eisen kommt in Gemüse, Schalentieren und Muscheln, Leber und Nieren vor. Die restlichen Mineralstoffe (Kalzium, Jod, Phosphor und viele andere) sind in den schon genannten Lebensmitteln enthalten und auch in Äpfeln, Erdbeeren, Brombeeren und Fisch.

Aminosäuren sind in Eiern, Milch, Hafer, Hefe, Vollkornweizen (gut für die Geschlechtsdrüsen) und in eiweißhaltigen Produkten (gut für die Bauchspeicheldrüse, Schilddrüse und die Nebennieren) vorhanden.

Sauerstoff ist besonders wichtig für das Gehirn. Außer dem Sauerstoff, den wir über die Atmung aufnehmen, gibt es zusätzlich einige Lebensmittel, die ihn enthalten: Meerrettich, Melisse, Zwiebeln, Petersilie, Radieschen, Kartoffeln und Tomaten.

Ungesättigte Fettsäuren befinden sich in Pflanzenölen und Weizenkeimen.

Gerontologen und Ernährungsberater empfehlen, die Lebensmittel so zusammenzustellen, dass der Organismus alle notwendigen Vitamine, Aminosäuren und Mineralstoffe bekommt. Auf unnütze oder gar schädliche Speisen sollte ganz verzichtet werden. Als unnütze Kost kann man den größten Teil von dem bei uns so populär gewordenen Fast Food bezeichnen, auch Eiscreme, raffinierter Zucker und die meisten industriell aufwendig verarbeiteten »Lebens«mittel zählen dazu. Stattdessen sollte man viel frische, möglichst nach den Grundsätzen der biologischen Landwirtschaft erzeugte, echte Lebensmittel zu sich nehmen. Von besonderer Bedeutung sind naturbelassene Kräuter. Man kann sie das ganze Jahr über selbst zu Hause anbauen, zum Beispiel in Blumentöpfen oder in einer Kiste mit Erde.

Neben der Ernährung sollten Sie selbstverständlich auf körperliche Fitness achten – jedoch ohne dabei zu übertreiben, wie es heute sehr oft der Fall ist. Vor allem eine gesunde Wirbelsäule ist wichtig, und zwar nicht nur für den Bewegungsapparat, sondern auch bioenergetisch, für die Optimierung des psychisch-feinstofflichen Metabolismus. Im dritten Teil des Buches werden wir sehen warum. Um die Wirbelsäule beweglich und biegsam zu erhalten, ist es notwendig, um sie herum ein Korsett aus tiefen Muskeln aufzubauen. Die Muskeln sollen stark, elastisch und beweglich sein. Zur Vorbeugung der heute immer häufiger vorkommenden, schmerzhaften Wirbelblockaden sollten die kurzen Muskeln des Halses und des Rückens trainiert werden. Dazu eignen sich Übungen wie Seitwärtsbeugen und kreisende Bewegungen des Rumpfes und für den Hals sorgfältige kreisende Bewegungen um die vertikale Achse. Hierzu sind die bereits vorgestellten Übungen ideal. Ein letzter Hinweis hierzu: Die Matratze in Ihrem Bett sollte sich an Ihre Körperform anpassen. Das Kopfkissen kann mit Daunen gefüllt sein oder ganz modern mit Minikügelchen.

Detox-Empfehlungen für den hochzivilisierten Menschen

Im Laufe eines menschlichen Lebens in der heutigen Zeit gelangt eine große Menge schädlicher Substanzen in den menschlichen Organismus, die neutralisiert oder entfernt werden müssen. Teilweise bilden sie sich auch erst in ihm. Dazu gehören einerseits körperfremde Stoffe, die nicht am normalen Stoffwechsel teilnehmen (Xenobiotika), wie Lebensmittelfarbstoffe, Insektizide, Pestizide, Nitrate, Medikamente und andere; andererseits sind es Stoffwechselprodukte, toxische Metaboliten. Die Entgiftung des größten Teils der toxischen Stoffe übernimmt die Leber. An der Ausscheidung der neutralisierten Metaboliten sind Nieren, Leber, Darm, Lunge und Haut beteiligt. Zur Erhaltung eines stabilen Ausscheidungssystems können wir die Arbeit dieser Organe mithilfe verschiedener Methoden, Diäten und Kräutern anregen und stärken.

Die Lebensdauer einer menschlichen Zelle beträgt etwa neun Monate. Ungefähr genauso lange braucht ein Mensch für die vollkommene Erneuerung seines Organismus von krank zu gesund. Und der erste Schritt auf diesem Weg ist die Reinigung des Organismus.

Der biophysische Körper des Menschen ist ein ausbalanciertes, sich selbst regulierendes System. Wir alle, ob wir es begreifen oder nicht, bauen in jedem Augenblick an unserem Körper. Jede Sekunde sterben Zellen ab, und es bilden sich an ihrer Stelle neue. Wir verabschieden uns von einem Teil unseres »alten« Körpers und bekommen dafür etwas »Neues«. Dieser Prozess ist unendlich und pausenlos wie das Leben selbst, und jeder Mensch kann sich schöpferisch daran beteiligen, weil jeder in der Lage ist, seinen kranken in einen gesunden Körper zu verwandeln. Er muss dafür nur die Bedingungen erschaffen, die den Aufbau- und Vervollkommnungsgesetzen des Körpers entsprechen.

In den letzten hundert Jahren hat sich sehr viel an unserer Ernährungsweise verändert. Wir haben vergessen, was »Lebens«mittel sind, und verlassen uns auf schlichte Subsistenzmittel des biophysischen Organismus. Die Menge der natürlichen, werthaltigen Lebensmittel hat sich drastisch reduziert. Stattdessen gibt es überall industriell erzeugte, künstliche Produkte, die schlecht oder gar nicht von unserem Organismus verarbeitet werden können. Dadurch wird der Magen-Darm-Trakt in Mitleidenschaft gezogen, und von dort aus verbreiten sich dann die krankhaften Veränderungen weiter. Ein vollkommen gesunder Mensch ist in unserer Zeit eine große Seltenheit, obwohl es so einfach wäre, gesund zu bleiben.

In den meisten Fällen würde es für eine schnelle Regeneration des Organismus schon ausreichen, die Ernährung umzustellen. Eine alte Weisheit besagt: »Wenn du krank geworden bist, verändere deine Lebensweise. Wenn das nicht hilft, dann verändere die Ernährung. Erst wenn auch das nicht hilft, wende dich an die Ärzte und greife zu Medikamenten.«

Zunehmend wird die überaus wichtige Rolle des Dickdarms für unsere Gesundheit erkannt. Den Ärzten des Altertums war sie allerdings auch schon bekannt. Bereits Hippokrates befand: »Der Tod sitzt im Darm.« Er empfahl seinen Patienten, als Erstes ihren Dickdarm wieder in einen idealen Zustand zu bringen. Eine sachgerechte Darmreinigung führt uns drastisch vor Augen, welcher alte, oft schon verfestigte Schmutz sich in den meterlangen Windungen unseres Dickdarms verbirgt. Sie stellt einen sehr bedeutsamen Schritt auf dem Weg zur Wiedererlangung der Gesundheit dar. Forensiker und Anatomen stellen bei Obduktionen häufig fest, dass der Dickdarm des Toten voller »Kotsteine« ist – also belastet mit verfestigten Abbaustoffen der Verdauung, die über lange Zeit im Verdauungstrakt verbleiben, anstatt ausgeschieden zu werden. Die Giftstoffe, die sich im Laufe des Lebens im Körper anhäufen, sind ein Hauptgrund dafür, dass fast jeder irgendwie krank ist.

Der Pionier der Immunologie und Nobelpreisträger Ilja Metschnikow (1845–1916) erkannte, dass ein biologisch nicht notwendiger Alterungsprozess den heutigen Menschen daran hindert, das ihm eigentlich mögliche Lebensalter zu erreichen. Er beschäftigte sich eingehend mit den Gründen dafür und sah als Ursache chronische Entzündungserscheinungen an, wie sie heute meist durch Antibiotika bekämpft werden, ohne dass das

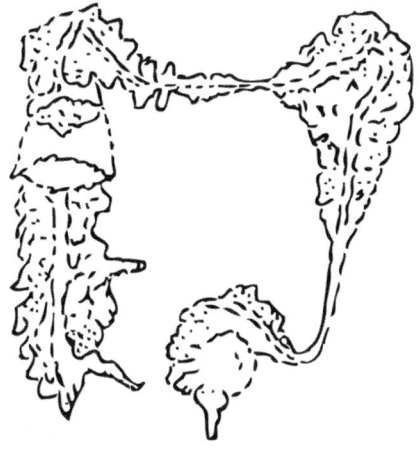

*Der kranke Dickdarm
einer 36-jährigen Frau in
vereinfachter Darstellung*

Übel damit an der Wurzel gepackt würde. Metschnikow ging einen ganz anderen Weg, nämlich bestimmte Nahrungsmittel mit den »richtigen« Bakterien anzureichern. Er vertrat die Ansicht, dass Milchsäure produzierende Bakterien, wie sie in Sauermilch, Joghurt und Kefir vorkommen, schädliche Bakterien im Körper verdrängen und so der Lebensverlängerung dienen. Seinen Forschungen verdanken wir die probiotischen Nahrungsmittel, die heute in Reformhäusern und Naturkostläden angeboten werden.

Im Dickdarm befindet sich ein bestimmtes System, das die Stimulierung des gesamten Organismus bewirkt. Jeder Bereich des Dickdarms »belebt« ein bestimmtes Organ.

Das geschieht folgendermaßen: Ein Divertikel füllt sich mit verarbeitetem Nahrungsbrei auf. In diesem Brei vermehren sich schlagartig Mikroorganismen, die Energie in Form von Bioplasma absondern, das auf einen bestimmten Abschnitt des Darms einwirkt und durch den Darm auf das Organ, das mit diesem Abschnitt verbunden ist. Zum Beispiel ist der Abschnitt, in dem der Dünndarm in den Dickdarm übergeht, mit der Schleimhaut des Nasen-Rachen-Raums verbunden; ein Teil des aufsteigenden Colons (mittlerer Abschnitt des Dickdarms) belebt Schilddrüse, Leber, Nieren und Gallenblase; das absteigende Colon nährt Bronchien, Milz, Bauchspeicheldrüse und ein Teil des Sigma-Colons die Geschlechtsorgane und die Harnblase. Ist ein Abschnitt des Dickdarms durch Ablagerungen oder Kotsteine verstopft, erfährt das entsprechende Organ keine Stimulation mehr; seine Funktion beginnt langsam zu erlöschen, und es entwickeln sich krankhafte Veränderungen.

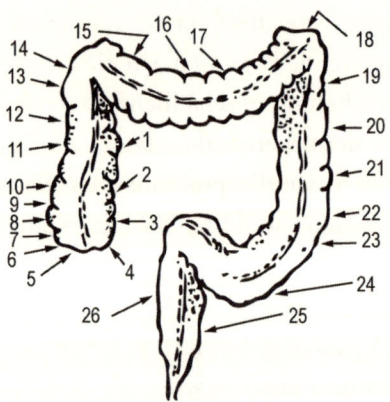

Ein gesunder Dickdarm und seine Wechselbeziehung mit anderen Organen sowie einigen von deren Krankheiten

1 Verdauungsreflex · 2 Ohrtrompete · 3 Sinusitis · 4 Gastrokolischer Reflex
5 Allergische Rhinitis · 6 Thymus · 7 akute Rhinitis ·8 chronische Rhinitis
9 Asthma · 10 Mammae · 11 Schilddrüse · 12 Nebenschilddrüse · 13 Leber
14 Gallenblase · 15 Herz · 16 Lungen und Bronchien · 17 Magen · 18 Milz
19 Bauchspeicheldrüse · 20 Nebennieren · 21 Nieren · 22 Geschlechtsdrüsen
23 Eierstöcke · 24 Harnblase · 25 Prostata · 26 männl. und weibl. Geschlechtsorgane

Schmutz und Schlacken, die der Organismus aufgrund von Energiemangel und unausgeglichener Ernährung nicht ausscheiden konnte, stören also seine Funktion ganz erheblich. Um unsere Gesundheit und Jugendlichkeit zurückzugewinnen, müssen die Verunreinigungen entfernt werden. Der erste Schritt dorthin ist die Reinigung des Magen-Darm-Trakts.

Darmspülung

Für die richtige Durchführung der Reinigungseinläufe braucht man ein einfaches Irrigator-Set, das zwei Liter fassen kann, dazu Zitronensaft oder Apfelessig und etwas Pflanzenöl. In den Behälter kommen zwei Liter abgekochtes, bis auf Körpertemperatur abgekühltes Wasser. Man kann noch einen Esslöffel Zitronensaft oder Apfelessig hinzufügen. Das leichte Ansäuern des Wassers verhindert den Prozess der Gärung und Fäulnis. Das Pflanzenöl, ein natürliches Produkt, das nicht die Poren verstopft, benutzt man als Gleitmittel für die Einführungsspitze. Die beste Position für diese Prozedur ist die Vierfüßlerstellung auf Knien und Ellbogen, mit maximal entspanntem Bauch, oder auf der linken Seite liegend. Die Atmung soll oberflächlich sein. Auf diese Weise gibt es keine Krämpfe im Bauch oder andere unangenehme Empfindungen. Nach einer Minute wird der Wasserbehälter leer sein, und nach dem Toilettengang ist die Prozedur beendet. Es ist notwendig, die Darmspülung vor dem Schlafengehen in der ersten Woche täglich zu machen, in der zweiten Woche jeden zweiten Tag, in der dritten Woche jeden dritten Tag, in der vierten Woche am vierten Tag – und dann sein ganzes Leben lang ein- bis zweimal pro Woche.

Dank der Darmreinigung dringen keine neuen Schlacken, Giftstoffe und Fäulnisprodukte aus dem Darm in den Organismus ein. Das Blut reinigt und erneuert sich rasch. Schmerzen, die man unter Umständen schon sehr lange hatte, verschwinden und mit ihnen auch verschiedene Krankheitssymptome. Jeder Tag bringt weitere Erleichterung. In den ersten zwei Wochen sollte man morgens auf leeren Magen eine Knoblauchzehe essen, eine Stunde vor dem Frühstück, und auch abends, zwei Stunden nach dem Abendessen. Ein Zeichen für die beginnende Heilung sind die fehlenden Blähungen nach dem Essen, da es keine Gärung mehr gibt. Aber die Krankheiten befinden sich noch im Körper – in den Organen, im Gewebe, im interzellulärem Raum, in den Zellen selbst. Deswegen ist die nächste unerlässliche Etappe zur Gesundung die schrittweise Reinigung der wichtigsten Organe und Systeme: Leber, Nieren, Lymphe, Blut, Gefäße und Gelenke.

Leberreinigung

Für diese Maßnahme benötigen Sie Äpfel, frisch gepressten Zitronensaft, 200 ml Olivenöl und persönliche Entschlossenheit, denn das Ganze dauert drei Tage.

Am Morgen des ersten Tages machen Sie einen Einlauf, und Ihre einzige Nahrung für den ganzen Tag besteht in frisch gepresstem Apfelsaft. Genauso gehen Sie am zweiten und am dritten Tag vor. Die eigentliche Reinigungsprozedur beginnt erst am dritten Tag um 19 Uhr. Legen Sie sich auf dem Rücken hin und platzieren Sie unter Ihre Leber eine Wärmflasche. Alle 15 Minuten nehmen Sie drei Esslöffel Zitronensaft und drei Esslöffel Olivenöl zu sich. Das ist keine besonders angenehme Prozedur, aber weder das Olivenöl noch der Zitronensaft können Ihnen schaden. Die Wärmflasche soll während der ganzen Prozedur auf dem Bauch liegen bleiben und auch danach noch etwa zwei Stunden. Anschließend können Sie einschlafen. Am Morgen sehen Sie dann an der Menge der Kotsteine in Ihrem Stuhl, wovon Sie sich befreit haben. Sollten Sie keinen Stuhlgang haben und sich schlecht fühlen, machen Sie unbedingt einen Einlauf, durchaus auch mehrere, so lange, bis Sie sich von allen Schlacken entledigt haben. Nach der Reinigung ist es empfehlenswert, sich eine Woche lang vegetarisch zu ernähren. Das Ergebnis sehen Sie an Ihrem aufgehellten Gesicht, die Müdigkeit verschwindet, alle inneren Organe werden angeregt, besser zu arbeiten.

Die Leberreinigung kann auch mit einem Tee erfolgen. Das ist die einfachere Variante. 40 g getrocknete Ringelblumenblüten in einem Liter Wasser aufkochen. Diesen Tee, auf drei Portionen verteilt, 30 Minuten vor dem Essen trinken. Einnahme: zwei bis drei Wochen.

Warnung: Wer schon an Gallensteinen leidet, sollte die Leberreinigung nur unter ärztlicher Beobachtung durchführen.

Nierenreinigung

Für diese Prozedur brauchen Sie einen Vorrat an Wassermelonen aus biologischem Anbau. Wassermelonen und Roggenbrot werden für eine Woche Ihre einzige Nahrung sein. Sie können davon essen, so viel Sie möchten. Die Zeit der maximalen Aktivität der Nieren liegt zwischen zwei und drei Uhr nachts, also kann es um diese Zeit zur Ausscheidung von Steinen und Sand kommen. Um den Prozess zu erleichtern, können Sie in diesen Stunden ein warmes Bad nehmen.

Die Wassermelonenkur ist leider nur eine saisonale Prozedur. In den restlichen Jahreszeiten verwendet man einen Sud aus Hagebuttenwurzeln, um die Steine in den Nieren zu Sand aufzuspalten. Er wird wie folgt zubereitet: Zwei Esslöffel zerkleinerte Wurzeln mit einem Glas Wasser aufgießen und 15 Minuten kochen. Dann abseihen und dreimal am Tag ein Drittel Glas zwei Wochen lang einnehmen.

Bei Erkrankungen der Nieren und Blase nimmt man auch eine Abkochung aus Hagebuttenfrüchten.

Warnung: Wer an Nierensteinen oder -sand leidet, sollte die Reinigung unter ärztlicher Beobachtung durchführen.

Reinigung des Blutes und der Lymphe

Sie wird am besten in der Sauna durchgeführt. An den Tagen der Blutreinigung darf man auf keinen Fall etwas essen. In der Sauna (wenn Sie diese Möglichkeit nicht haben, dann in der Badewanne) trinken Sie ein Glas Wasser mit Glaubersalz (ein Esslöffel). Danach fangen Sie ganz stark zu schwitzen an. Vorher haben Sie sich folgendes Getränk zubereitet: 900 ml Orangensaft, 900 ml Grapefruitsaft, 200 ml Zitronensaft, 2 Liter aufgetautes Wasser. Von diesem Saftgetränk trinken Sie nun bis zu vier Litern aufs Mal. Das Ganze wiederholen Sie an den folgenden beiden Tagen.

Mit dieser dreitägigen Kur werden das Blut und die Lymphe von allen Schlacken gereinigt. Diese Reinigung macht man zunächst viermal im Jahr und dann nur noch jedes Jahr einmal.

Reinigung der Gefäße und Erhöhung der Vitalität

Vermischen Sie ein Glas Dillsamen mit zwei Esslöffeln gemahlener Baldrianwurzeln und zwei Gläsern Honig. Geben Sie das Ganze in eine Thermoskanne und gießen Sie mit kochendem Wasser auf, sodass alles zusammen zwei Liter ergibt. Lassen Sie diese Mischung 24 Stunden stehen, dann abseihen. Danach ist der Aufguss bereit zum Einnehmen: immer 30 Minuten vor dem Essen einen Esslöffel voll, und zwar einen Monat lang.

Im Frühling, wenn die Kastanien blühen, kann man eine andere Art der Reinigung durchführen. Täglich gießen Sie drei Kastanienblütenstände mit einem Liter kochenden Wasser auf, 20 Minuten ziehen lassen und dann abseihen. Den ganzen Aufguss trinken Sie im Laufe des Tages aus, jeweils drei Schluck auf einmal. Die Kur dauert zwei bis drei Wochen.

Im Herbst können die klein geschnittenen (grünen, stacheligen) Schalen der Kastanienfrüchte als Aufguss (zwei Esslöffel auf einen Liter kochendes Wasser) verwendet werden. Diese Kur dauert zwei bis drei Wochen.

Eine weitere Möglichkeit zur Reinigung der Gefäße bietet Ihnen die folgende Kräutermischung. Für eine Kur brauchen Sie je 100 g Kamille, 100 g Echtes Johanniskraut, 100 g Strohblume und 100 g Birkenblattknospen. Bewahren Sie diese Mischung in einem Glasbehälter auf. Pro Tag einen Esslöffel

der Kräuter mit einem halben Liter kochenden Wassers aufgießen und 20 Minuten ziehen lassen. Dann abseihen und
zwei Esslöffel Honig hinzufügen. Die Hälfte des Tees vor dem
Schlafengehen trinken, die andere Hälfte am nächsten Morgen auf leeren Magen (vorher im Wasserbad aufwärmen).
Die Kur ist erst beendet, wenn Sie die ganze Kräutermischung
verbraucht haben. Nach fünf Jahren diese Gefäßreinigungs-
kur wiederholen.

Reinigung der Gelenke

Dafür 5 g Lorbeerblätter in 300 ml Wasser fünf Minuten kochen und dann über Nacht in einer Thermoskanne stehen lassen. Diesen Sud (nach dem Abseihen) schlückchenweise über
zwölf Stunden verteilt einnehmen (Warnung: Trinkt man den
ganzen Sud auf einmal, kann das eine Blutung provozieren!).
Das machen Sie an drei aufeinanderfolgenden Tagen. Nach einer Woche kann die Prozedur wiederholt werden. Im ersten
Jahr führen Sie die Gelenkreinigung einmal pro Quartal und
danach einmal im Jahr durch.

Eine andere sehr erfolgreiche Methode der Gelenkreinigung erfolgt mithilfe von Zitrone und Knoblauch. Dafür
nimmt man eine Zitrone mit Schale (Bio-Qualität) und eine
Knolle Knoblauch und dreht sie durch den Fleischwolf beziehungsweise gibt sie in den Mixer. Die gewonnene Masse in ein
Glasgefäß geben und einem halben Liter kaltes, gereinigtes,
aber nicht abgekochtes Wasser dazugießen. Mit einem Glasde-
ckel abdecken und 36 Stunden an einem warmen Platz stehen
lassen. Vor dem Essen einen Esslöffel einnehmen, vorher um-

rühren. Für diese Reinigung gibt es keine Begrenzung, Sie können sie Ihr ganzes Leben lang machen.

Die einfachste Methode: Zwei Esslöffel Naturreis 24 Stunden lang in Wasser einweichen. Am Morgen fünf Minuten kochen. Auf leeren Magen essen und danach vier bis sechs Stunden fasten. Diese Reinigungsprozedur dauert zwei Wochen.

Lungenreinigung

Aus den vielen Möglichkeiten zur Lungenreinigung habe ich eine Atemübung und eine Kräutermischung ausgewählt.

Die Atemübung nennt sich »Blasebalg«. Sie wird folgendermaßen durchgeführt: Zehnmal sehr schnell und tief ein- und ausatmen, danach tief einatmen und zehn Sekunden lang den Atem anhalten. Langsam ausatmen. 15- bis 20-mal wiederholen. Die Blasebalgatmung bewirkt eine Hyperventilation.

Um den Prozess der Ausscheidung der Schmutzpartikel aus den Lungen zu beschleunigen, verwendet man folgende Kräutermischung: vier Teile Echter Eibisch (Wurzel), vier Teile Huflattich (Blüten), zwei Teile Dost. Einen Esslöffel der Kräutermischung mit 200 ml kochendem Wasser aufgießen und 40 Minuten ziehen lassen. Die Einnahme erfolgt dreimal am Tag, 30 Minuten vor dem Essen, je zwei bis drei Esslöffel.

Entwöhnung vom Rauchen

Die stark gesundheitsschädigende Wirkung des Rauchens ist allgemein bekannt. In Europa und den USA wird auf jeder Zigarettenpackung darauf hingewiesen. Tabakrauch schadet der

Gesundheit in jedem Fall – ob Sie selbst rauchen oder »mitrauchen«, als Passivraucher. Besonders der Teer im Tabak lagert sich in den Atemwegen und der Lunge ab. Von dort gelangen die Giftstoffe ins Blut. Von daher ziehen durch den ganzen Körper eine »Schmutzspur«. Sie kontaminieren die Gefäße, Nerven, Muskeln, Zellmembranen, und das wiederum blockiert den Transport der benötigten Stoffe in den Organismus und den Abtransport der Stoffwechselprodukte aus dem Organismus. Rauchen ist besonders schädlich für den wachsenden und sich formenden Körper von Jugendlichen.

Wenn Sie aufhören möchten zu rauchen, probieren Sie es mit dem folgenden Kräutertee: Einen Esslöffel Echtes Johanniskraut und einen Esslöffel Sumpfporst mit 800 ml Wasser aufgießen und 20 Minuten köcheln, anschließend drei Stunden ziehen lassen. Dann abseihen und mit der gleichen Menge Wasser verdünnen und trinken. Dieser Tee ist ungewöhnlich aromatisch und sehr wohlschmeckend. Er vermindert den Appetit, verbessert die Arbeit des Darms, der Blase und der Nieren, und bei langfristiger Einnahme wird die Gesichtshaut weich, zart und sauber. Und was sehr wichtig für Raucher ist – der Tee reinigt die Lungen. Tagsüber ruft er keine Schläfrigkeit hervor, doch abends schläft man schneller ein, und der Schlaf ist tiefer.

Alkohol

Der Physiologe und Mediziner Ivan Petrowitsch Pawlow meinte: »Welchen Nutzen kann ein Gift geben, das die Menschen zum Irrsinn treibt und unter Einfluss dessen man Verbrechen begeht? Ein Gift nicht nur für seinen Benutzer, sondern auch für das Leben der Menschen, die ihm nahestehen? Seit dem Zeitpunkt, da die schädliche Wirkung von Alkohol wissenschaftlich nachgewiesen worden ist, kann vom medizinischen Standpunkt eigentlich nicht mehr behauptet werden, dass der Genuss von Alkohol in kleinen Mengen akzeptabel sei.«

Alkoholismus ist zu einem allgegenwärtigen Problem geworden. Alkoholmissbrauch führt überall auf der Welt nicht nur zu gesundheitlichem Ruin, sondern auch zu sozialem Unglück, weil Alkohol für alle erschwinglich und zugänglich ist und die Folgen vom Alkoholmissbrauch verharmlost werden. Die Idee eines »kultivieren« Alkoholkonsums ist falsch! Die Behauptung, dass Alkohol in kleinen Mengen nicht schade, ja, dass ein Gläschen Rotwein jeden Tag gut für die Gesundheit sei, hat die Menschheit nur davon abgebracht, den Alkoholismus zu besiegen. Eine Droge ist in jeder Dosis gefährlich!

Ausleitung der Giftstoffe aus der Haut

Um die Ausscheidung von Giftstoffen auch über die Haut anzuregen, müssen die Schweißdrüsen stimuliert und so die Schweißbildung erhöht werden. Sie sollten also oft ins Schwitzen geraten, sei es durch körperliche Betätigung, wie Sport, Fitnesstraining, anstrengende körperliche Arbeit, Saunabesuche oder (und) durch schweißtreibende Tees (Lindenblüte, Himbeeren, Holunderblüte und andere), die Sie regelmäßig trinken können. Dazu gehört natürlich auch, grundsätzlich die allgemein bekannten Regeln für die persönliche Hygiene einzuhalten, außerdem nach jeder Mahlzeit die Zunge und die Zähne zu putzen und zweimal am Tag die Ohrmuscheln zu massieren.

Ganzheitliche Gesundheit

Ein ganzheitliches System zur Gesundung besteht nicht nur aus den Reinigungsprozeduren, es gehören auch autogenes Training für die Willenskraft, eine ausgewogene Ernährungsweise, die geistige Reinigung und Körperübungen (Gymnastik, Massage, Abhärtung) dazu.

Ich empfehle, unbedingt die Reihenfolge der Gesundungsprozeduren einzuhalten. Macht man zu viel gleichzeitig, gelangt leicht eine zu große Menge an Stoffwechselschlacken auf einmal ins Blut und kann nicht schnell genug ausgeschieden werden, da die Ausgangswege vielleicht noch nicht frei sind. Dadurch kann es zu Vergiftungserscheinungen und allergischen Reaktionen kommen. Ich weise Sie aber auch darauf hin, dass selbst beim richtigen Vorgehen Beschwerden und unangenehme Empfindungen auftreten können. Haben Sie keine Angst, das ist ein gutes Zeichen. Ihr Körper befreit sich von Schlacken und Giften, die über Jahre und Jahrzehnte in ihm gespeichert waren. Es handelt sich um eine reine Gesundungskrise. Dagegen Medikamente zu nehmen, würde nur alles stoppen und die Situation verschlimmern. Falls Sie von irgendeiner Reaktion Ihres Körpers beunruhigt sind, lassen Sie sich zum Beispiel ein EKG, eine Blutanalyse oder Ähnliches machen. Bewegen Sie sich viel und mit Freude (Spazierengehen, Sport), gönnen Sie sich Massagen. Hören Sie nicht auf die skeptischen, erstaunten oder ablehnenden Reaktionen aus Ihrer Umgebung, die Sie nur von Ihrem Weg abhalten wollen. Die vollständige Erneuerung des Organismus braucht gewöhnlich neun Monate – so lange leben im Durchschnitt die Zellen im menschlichen Organismus. Wenn Sie alle Empfehlungen als System befolgen und nichts auslassen, können Sie in dieser Zeit Ihre Gesundheit hundertprozentig wiedererlangen oder Ihr gesundheitliches Befinden bedeutsam verbessern.

Nur kommen Sie nicht mit der Ausrede, dass Sie keine Zeit haben. Ja, etwa eine Stunde am Tag müssen Sie für sich und Ihre Gesundheit investieren. Aber Sie bekommen so viel dafür: Ihre Energiereserven vergrößern sich um das Doppelte und mehr, und Sie werden viel mehr Zeit haben für die Realisierung Ihrer Pläne und Ziele.

Wann essen?

Essen Sie grundsätzlich nur zu den drei Hauptmahlzeiten, nie etwas (auch keine Kleinigkeit) zwischendurch. Am besten wäre es, Sie nehmen jede Mahlzeit immer zu einer bestimmten, feststehenden Zeit ein. In diesem Fall »weiß« Ihr Verdauungstrakt, wann er mit den Vorbereitungen zur Aufnahme und Verarbeitung der Nahrung anfangen soll, und das beginnt schon bei den Speicheldrüsen. Die Verdauungsvorbereitung, das bedeutet die Bereitstellung der Verdauungssäfte, kostet den Organismus viel chemische und physische Energie. Verzögert sich die Nahrungsaufnahme auch nur um eine Stunde, kommt der Vorbereitungsprozess aus dem Rhythmus, und für den eigentlichen Verdauungsprozess wird dann sehr viel mehr Energie gebraucht, was wiederum den ganzen Organismus schwächt und ihn anfällig für Infektionskrankheiten macht.

Naschen zwischendurch ist ungesund. Röntgenuntersuchungen haben gezeigt, dass das Essen zwischen den Mahlzeiten, auch in kleinsten Mengen, die Magenentleerung für mehrere Stunden verzögert. Das begünstigt die Entwicklung von Gastritis und Magengeschwüren, denn solange sich Nahrung im Magen befindet, produziert dieser Salzsäure und Pepsin, und ein Zuviel davon verursacht Magenleiden. Ich rate Ihnen, eine Pause von vier bis fünf Stunden einzuhalten, bevor Sie wieder etwas zu sich nehmen. Das die beste Vorbeugung gegen Magenbeschwerden.

Jeden Monat sollte man eine Woche lang Weizenkeimlinge zu sich nehmen. Eine Tagesportion besteht aus 100 g Weizensamen (Bio-Qualität), die Sie in einen Teller aus Ton geben, waschen, bis das Wasser klar ist, abgießen und so viel Wasser darin lassen, dass die Körner gerade bedeckt sind. Mit einem Moltontuch leicht abdecken und ein bis drei Tage an einem warmen Platz stehen lassen. Jeden Tag etwas Wasser dazugeben. Wenn die Keimlinge ein bis zwei Millimeter lang sind, wieder mehrmals mit klarem Wasser abspülen, bis der spezifische Geruch weg ist, und mit dem Mixer zerkleinern. 100 ml Milch aufkochen und zu diesem Brei gießen. Je einen Teelöffel Honig und einen Teelöffel Butter hinzufügen und noch warm essen. Ob zum Frühstück, Mittag- oder Abendessen, spielt dabei keine Rolle.

Fasten

Das Fasten als zeitlich begrenzter, bewusster Verzicht auf Essen wird seit jeher praktiziert. Dosiert gefastet hat man im alten Ägypten, in Griechenland und Indien. Gefastet haben Mönche, Yogis und gläubige Menschen in aller Welt. Pythagoras, der nicht nur ein großer Mathematiker, sondern auch ein großer Lebenslehrer war, führte mit seinen Schülern vierzigtägige Fastenkuren durch. Auch in unserer Zeit fasten viele Menschen regelmäßig. Es ist wirklich erstaunlich, wie lange manchmal ein Mensch ohne zu essen auskommen kann. Außer es ist für die Gesundheit von Nutzen, besteht jedoch keine Notwendigkeit, lange Fastenzeiten einzuhalten.

Das Ziel des Fastens besteht darin, den Organismus auf endogene (innere) Nahrung umzustellen. Das ist nur dann möglich, wenn man absolut keine Nahrung zu sich nimmt. Es sind dann auch keine Säfte und keine Tees erlaubt. Zu trinken gibt es nur mit Aktivkohle gefilterte Wasser. Unsere Rezeptoren auf der Schleimhaut sind weit empfindlicher, als man es sich gemeinhin vorstellt. Sie registrieren auch kleinste Schadstoffmengen und schicken umgehend entsprechende Warnsignale an die Verdauungsorgane. Damit stören sie den Übergang auf die endogene Ernährung und blockieren die Mechanismen für die ausgeglichene Nutzung der körpereigenen Reserven. Bei trockenem Fasten befriedigt die Ernährung aus den körpereigenen Reserven (Fett, Eiweiß, Kohlenhydrate, Vitamine, Mikroelemente usw.) alle Bedürfnisse vollkommen, und sie ist sogar vollwertiger als gewöhnliche Nahrung. Alle notwendigen, im Körper eingelagerten

Stoffe sind ja bereits verarbeitet und sortiert worden, und so braucht der Organismus für den weiteren Stoffwechsel viel weniger Energie und Zeit.

Aufgrund meiner eigenen dreißigjährigen Fastenerfahrung empfehle ich, ein- bis zweimal in der Woche 24 Stunden lang zu fasten. Das erste Mal nach dem (in Russland) reichhaltigen Sonntagsessen. Vor dem Fasten ist es unbedingt notwendig, den Darm zu reinigen.

Trockenes Fasten

Unser Körper besteht ungefähr zu 80 Prozent aus Wasser. Das benötigte Wasser nehmen wir mit Getränken und der Nahrung auf. Außerdem entstehen in unserem Organismus unter normalen Bedingungen etwa 400 ml Wasser am Tag als Ergebnis des Oxidationsvorgangs von Fett, Eiweiß und Kohlenhydraten. Dieses Wasser nennt man metabolisches Wasser. Wenn wir zu wenig trinken, kompensiert der Körper das mit der gesteigerten Produktion des metabolischen Wassers. Einen zeitlich begrenzten Verzicht auf Wasser kann man in Form eines eintägigen »trockenen« Fastens durchführen. Man empfindet bei dieser Art von Fasten keinen Durst. Die Effektivität von einem Tag des »trockenen« Fastens entspricht ungefähr drei Tagen normalen Fastens mit Wasser.

Ich empfehle, im Übrigen so oft wie möglich aufgetautes Wasser zu trinken, weil es besonders strukturiert ist. Durch das Einfrieren und Wiederauftauen ordnen sich die Wassercluster zu kristallinen Strukturen, was dem Körper die Verarbeitung erleichtert. Stellen Sie eine Flasche Wasser in das Gefrierfach und lassen Sie es einfrieren. Dann nehmen Sie die Flasche wieder heraus und lassen das Wasser auftauen. Nach dem Auftauen ist es trinkfertig. Der Bedarf eines erwachsenen Menschen liegt bei täglich zwei bis zweieinhalb Litern.

Richtig atmen

Luft, Wasser und Nahrung bilden die Grundlage für unser Leben. In der Antike hieß es »Atmung ist das Leben«. Und das ist natürlich zutreffend, denn ohne Luft kann ein Mensch nicht länger als drei bis fünf Minuten auskommen. Danach setzen unumkehrbare Prozesse im Organismus ein. Wir atmen mit der Umgebungsluft Sauerstoff ein und Kohlenstoffdioxid (CO_2), auch Kohlendioxid genannt, aus. Dass Sauerstoff für unseren Körper absolut lebensnotwendig ist, lernt man schon in der Schule. Kohlendioxid wird dagegen eher als Stoffwechselabfallprodukt betrachtet, von dem man sich (durch die Ausatmung) schnell wieder befreien sollte.

Professor E. A. Kowalenko, langjähriger Mediziner am russischen Kosmonautentrainingszentrum von Swosdny Gorodok (»Sternenstädtchen«), war sehr interessiert an der Rolle des Kohlendioxids im menschlichen Organismus.[9] Er maß, und das war neu, den Partialdruck von CO_2 nicht im Blut, sondern im Gewebe und im Besonderen im Gehirn. Er fand heraus, dass bei schneller und intensiver Atmung der Sauerstoffdruck im Gewebe bis zu 50 bis 60 Prozent vom normalen Niveau absinken kann. Er war, wie allgemein üblich, davon

---

9   Beschrieben in: I. P. Neumywakin Здоровье в ваших руках (»Ihre Gesundheit ist in Ihren Händen«), Moskau 1994

ausgegangen, dass der Organismus umso besser arbeiten kann, je mehr Sauerstoff er zur Verfügung hat. Aber diese Hypothese wurde durch seine Untersuchungen widerlegt.

Die Erhöhung des Partialdrucks von Sauerstoff im arteriellen Blut führt zum Abfall des CO_2, und je weniger CO_2, umso stärker der Gefäßspasmus und umso weniger Sauerstoff und Nährstoffe gelangen ins Gewebe. Zwingt sich beispielsweise ein gesunder Menschen dazu, eine Minute lang tief und schnell zu atmen, wird ihm bestenfalls schwindelig und schwarz vor den Augen, und im schlimmsten Fall verliert er das Bewusstsein.

Kohlenstoffdioxid ist (nach dem Sauerstoff) der zweitwichtigste Regulator für den Stoffwechsel und ein Lebenselixier. Es stimuliert die Atmung, trägt zur Erweiterung der Gefäße bei, hilft mit, den PH-Wert des Blutes zu erhalten, wirkt auf die Intensität des Gasaustauschs ein und erhöht die Durchlassfähigkeit der Zellmembran. Dadurch verbessern sich die Atmung, die Durchblutung und die Widerstandsfähigkeit des Immunsystems.

Für Ihre Gesundung oder Gesunderhaltung ist eine gute, tiefe Atmung unerlässlich. Machen Sie darum täglich Atemübungen. Ich schlage Ihnen drei verschiedene Formen vor, die jeweils eine andere Wirkung haben.

Beruhigende Atmung: normales Einatmen, langes Ausatmen, eine Pause halb so lang wie das Einatmen.

Aktivierende Atmung: langes Einatmen, eine Pause halb so lang wie das Einatmen, normales, freies Ausatmen.

Atmung, die die Emotionen ins Gleichgewicht bringt: ruhiges, leichtes Einatmen, Pause, genauso ausatmen, Pause, weiter ausatmen, Pause.

Übrigens atmet ein Mensch, der lacht, automatisch richtig. Lachen Sie also möglichst oft für Ihre Gesundheit!

Emotionen

Im 17. Jahrhundert schrieb der berühmte englische Arzt Thomas Sydenham, der auch als »englischer Hippokrates« bezeichnet wurde: »Die Ankunft der Komödianten in der Stadt ist für die Gesundheit ihrer Bewohner viel mehr wert als Dutzende mit Medikamenten beladene Esel.« Die Rolle der positiven Emotionen für unsere Gesundheit ist von unschätzbarem Wert. Kunst, Theater, Filme, Musik, Literatur, Religion, Philosophie stellen uns eine ganze Palette an positiven Emotionen bereit. So konnte beispielsweise der amerikanische Journalist und Schriftsteller Norman Cousins sein schweres Wirbelsäulenleiden (Spondylarthritis), verbunden mit starken Schmerzen, mithilfe einer »Lachkur« heilen, obwohl ihm seine Ärzte nur eine Überlebenschance von 1:500 gegeben hatten. Er bemühte sich systematisch, sich zum Lachen zu bringen, indem er sich lustige Filme vorführen oder heitere, humorvolle Bücher vorlesen ließ. Zusätzlich pflegte er eine positive Lebenseinstellung, in der Liebe, Glaube und Hoffnung wichtige Faktoren waren.

Leider sind heute viele Menschen der Meinung, dass neben den positiven auch die negativen Emotionen im Leben nötig seien. Eine Aufteilung in »gute« und »schlechte« Emotionen gebe es nicht, man würde alle gleich brauchen. Das ist meiner Ansicht nach eine völlig falsche Meinung. Die Urquelle für die Entstehung positiver Emotionen liegt in der fein- und grobstofflichen geistigen, moralischen und positiven Information. Sie verleiht dem Menschen Gesundheit und Langlebigkeit und führt zur Evolution. Die negativen Emotionen erwachsen aus der fein- und grobstofflichen negativen, involutiven Information. Sie liegt den Krankheiten des Menschen zugrunde und führt zum Verfall und Abbau der Persönlichkeit. Sie ist gegen die menschliche Natur gerichtet, und die negativen Emotionen sind gleichsam ihre seelische Repräsentanz.

Wir sind den negativen Emotionen und Informationen aber keineswegs hilflos ausgeliefert. Indem wir konsequent zu einer positiven Denk-, Sprech-, Emotions- und Handlungsweise wechseln, können wir ganz leicht den Strom negativer Information blockieren, sie in positive Informationen transformieren oder aus unserem System ausleiten.

Ich möchte Ihnen noch eine zusätzliche Technik vorstellen, mit der Sie positive Emotionen erschaffen können, die »Methode für den Eintritt in den Schlaf«. Sie wird im Bett mit geschlossenen Augen ausgeführt.

ÜBUNG

Formen Sie in Ihrer Vorstellung in Ihrem Kopf eine hellblaue Kugel mit dem folgenden Gedankenprogramm:

»Wenn ich die Kugel zum fünften Informationszentrum, dem Vishuddha-Chakra (Hals-Chakra), hinunterlasse, richtet sich mein rechter Arm nach oben. Wenn das eintritt, kann ich auch mühelos eine Reihe von angenehmen Träumen einprogrammieren, und mein Programm wird realisiert.«

Mit dem Mantra H…ha schicken Sie die Kugel zum fünften

Informationszentrum (Hals-Chakra). Der Arm fängt langsam an, sich aufzurichten (das sagt uns, dass das Programm realisiert wird). Das Indikationsprogramm wird jetzt entfernt, und der Arm fällt herunter. In Ihrem Kopf formen Sie nun eine Kugel von neutraler Farbe. Mit dem nächsten Indikationsprogramm fügen Sie die zehn Farben (von Rot bis Gold, wie in den vorigen Übungen beschrieben) in die Kugel ein:

»Angenehme Wärme und Entspannung verbreitet sich in meinem ganzen Körper, wenn sich das Hauptprogramm realisiert.«

Jetzt führen Sie das Hauptprogramm ein:

»Ich werde angenehme Träume haben. Wenn ich möchte, sehe ich meinen Lieblingsfilm. Während ich schlafe, läuft der Prozess der Stärkung und Regeneration aller Systeme in meinem Körper. Ab heute empfinde ich nur positive Emotionen.«

Dann lassen Sie die Kugel in Ihrem Kopf im Uhrzeigersinn rotieren, etwa zwei bis drei Minuten, bis Sie im ganzen Körper Wärme verspüren und einschlafen möchten. Mit dieser Methode erschaffen Sie für sich mühelos – buchstäblich wie im Schlaf – eine große Menge positiver Emotionen.

Die eigentliche Grundlage des Lebens ist der Geist. Ein hoher Grad der Vergeistigung sollte auch die Grundlage unseres Lebens bilden. Geistige Durchdringung hilft uns bei der Einstimmung auf die Prozeduren und Empfehlungen, die in diesem Kapitel beschrieben sind, und dabei, sie gewissenhaft und motiviert zu befolgen.

Zum Schluss noch ein letzter Rat: Lernen Sie, gütig und wohlwollend zu sein, und befreien Sie sich von allem Schlechten und Unguten. Warum sind hochbetagte Menschen so oft gütige Menschen? Weil sie den Geist in sich tragen, denn sie hatten ein langes Leben, das ihnen genügend Erfahrungen bescherte, um auf diese Stufe zu gelangen. Sehen Sie zu, dass Sie gesund bleiben (werden), damit auch Sie genügend Zeit zur Verfügung haben, um Ihr Entwicklungsziel zu erreichen.

Zeit multipliziert mit Information ist die universelle Gleichung für exponentiellen geistigen Fortschritt!

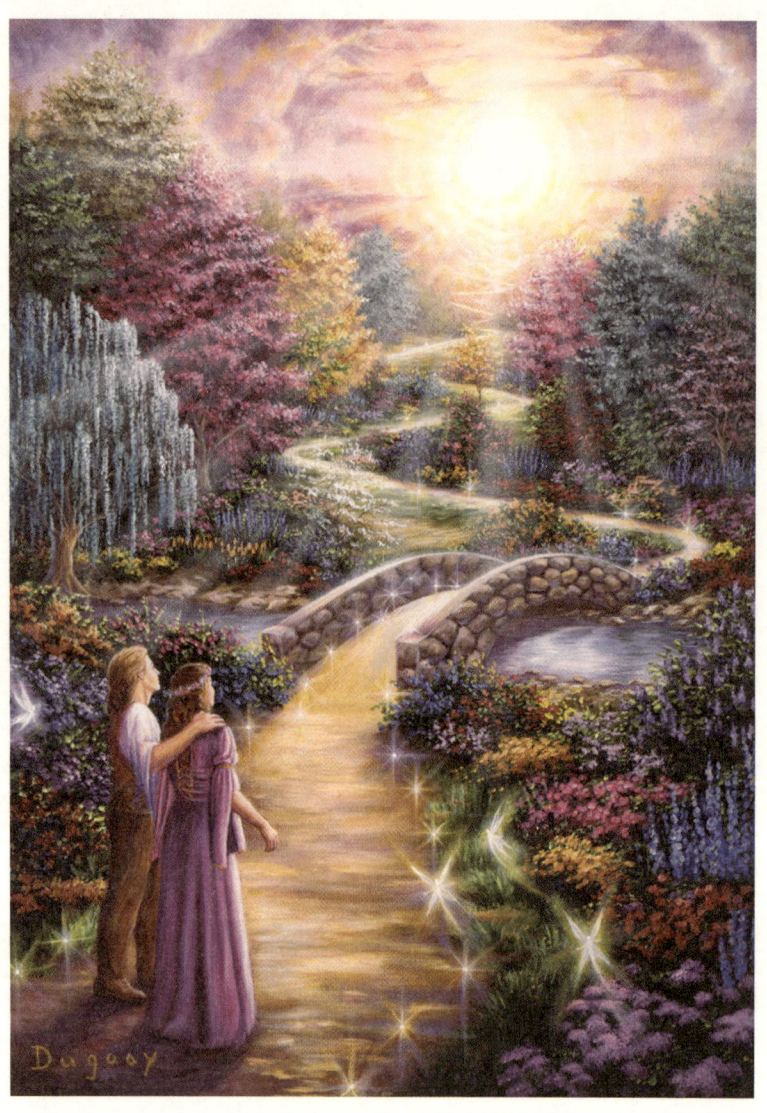

DRITTER TEIL
PSYCHOINFORMATIONELLE PRAXIS

HARMONISATOR

Wir Menschen sind vielschichtige Wesen. So vielschichtig, dass wir uns oft selbst nicht (wieder)erkennen. Der primäre Grund dafür liegt in der Trennung unserer Psyche in einen bewussten und einen unbewussten Teil. Darüber ist viel geschrieben worden – hier geht es darum, wie wir uns diese Tatsache, die bei der Anwendung der meisten psychologischen Methoden als Nachteil empfunden wird, zunutze machen können.

Das Stichwort lautet »subinformative Methoden«, also Beeinflussung des psychoenergetischen Systems unterhalb der Bewusstseinsschwelle. Und es hat nichts mit Manipulation, Hypnose oder dergleichen zu tun. Alles, was hier geschieht, geschieht bei vollem Bewusstsein – ja, die aktive, ungeteilte Aufmerksamkeit ist eine unerlässliche Bedingung der Anwendung subinformativer Techniken. Nur die Wirkung dessen, was wir dabei tun, geht weit über die Ebene des Wachbewusstseins hinaus. Sie erstreckt sich auf alle psychophysischen Ebenen: Wachbewusstsein, Unterbewusstsein, Überbewusstsein. Anders ist kein Wandel von Grund auf möglich.

Das effektivste Instrument des Programms *Matrix der ewigen Jugend* für den persönlichen Gebrauch ist der »Harmonisator«.

Es handelt sich um drei spezielle, beidseitig bedruckte »Schwingungskarten«, von denen eine untenstehend abgebildet ist. Mithilfe des Harmonisators können energo-informationelle Parameter aller Ebenen des menschlichen Bewusstseins mobilisiert werden. Wir kennen die Struktur bereits aus der Darstellung »Ein neues Bioinformationsmodell des mensch-

EVOLUTIONSGESETZE (CODE) ZU AUFBAU, ENTWICKLUNG UND VERVOLLKOMMNUNG DES 12-EBENEN-BEWUSSTSEINSSYSTEMS EINES MENSCHEN UND DEREN INFORMATIONSSCHLÜSSEL - SPIRITUALITÄT (ABSOLUTE GESETZE)

Code-Informationskraft	Code	Schlüssel-Informationskraft Schlüssel
10^{100}	Glaube an den Schöpfer, an die lichtvolle Zukunft, an die eigenen Kräfte und Möglichkeiten	10^{∞}
10^{90}	Reinheit der Geistes- und Gedankenkraft, Weisheit	10^{∞}
10^{80}	Liebe zum Schöpfer und Nächstenliebe	10^{∞}
10^{70}	Die Güte, das Gewissen, die Ehrlichkeit, die Geduld, das Mitgefühl und die allumfassende Vergebung	10^{∞}
10^{60}	Fleiß bei der Entwicklung der Intuition	10^{∞}
10^{50}	Fleiß bei der Entwicklung der Willensstärke, der Systematik und der Zielstrebigkeit	10^{∞}
10^{40}	Fleiß bei der Entwicklung des Intellekts	10^{∞}
10^{30}	Fleiß bei der kulturellen Entwicklung, bei der Entwicklung der Ethik, der Ästhetik und des Schönheitssinns	10^{∞}
10^{20}	Fleiß beim Erlangen eines gesunden, ewig jungen Körpers mit einer starken Reproduktionsfunktion	10^{∞}
10^{10}	Liebe zu allen Menschen des Planeten Erde	10^{∞}
10^{9}	Liebe zur Heimat. Ein hoher gesellschaftlicher und wirtschaftlicher Status	10^{∞}
10^{4}	Liebe zur Familie, zu den Ahnen, zu Mutter Erde und allen Lebensformen	10^{∞}

lichen Bewusstseins und des Universums« am Anfang dieses
Buches.

Durch die Arbeit mit dem Harmonisator, der via psychoinformationeller Aufladung jeweils auf seinen Benutzer ab-
gestimmt wird, werden Bewusstsein und Überbewusstsein
der betreffenden Person in Übereinstimmung gebracht. Wie,
macht die Analogie zu zwei Stimmgabeln gleicher Frequenz
deutlich: Wenn die eine angeschlagen wird, bringen ihre Vib-
rationen auch die andere zum Klingen. Die mentale Arbeit mit
dem Harmonisator stimuliert den ungehemmten Eintritt der
positiven energetischen Ströme ins System der betreffenden
Person und die volle Funktionsfähigkeit der Lebensvorgänge
im Organismus. Und es entstehen positive Emotionen in der
Seele, wie Liebe, Güte und Verzeihen, wobei Endorphine produziert werden und sich das Blutbild verbessert.[10]

Subinformativer Komplex

Prinzipieller Zweck unserer Existenz ist es, die lebenswichtigen
Programme innerhalb des »Systems Mensch«, eines mikrokosmischen Abbilds des Universums, zu realisieren. Damit erfüllen wir den Auftrag der Evolution. Die Bedeutung unseres
Eingebundenseins in die Erfüllung der kosmischen Zwecke
übersteigt in für uns unvorstellbarem Maß die Bedeutung unseres alltäglichen Vorstellungsvermögens. Wie die Dinge liegen, werden wir kaum je der eigentlichen Bedeutung unseres
Daseins gerecht.

---

10 Nähere Informationen zum HARMONISATOR unter www.kjuestel.de

Was ist der Grund für diese Unfähigkeit?

Es ist die ebenso simple wie erschreckende Tatsache, dass der Mensch weit davon entfernt ist, das Potenzial seines psychophysischen Organismus zu 100 Prozent auszuschöpfen. Auch die Schulwissenschaft erkennt an, dass wir lediglich etwa zehn Prozent unserer Gehirnkapazität nutzen. Jedoch ist das Gehirn nur einer unter den potenziellen Bewusstseinsträgern, über die der Mensch verfügt. Die Wirbelsäule beispielsweise, mit ihren Myriaden von Nervenknoten, ist ein weiterer. Ganz zu schweigen von unserer Aura, dieser hocheffektiven Umsetzstation unvorstellbarer Mengen von feinstofflicher Information. So mag es erlaubt sein, von einem durchschnittlichen Nutzungsgrad von nicht mehr als ein bis eineinhalb Prozent des wahren menschlichen Potenzials auszugehen. In jedem Fall ist die Schlussfolgerung zwingend, dass die Funktionsweise aller evolutionären Programme im Menschen äußerst langsam und nur sehr unvollständig erfolgt. Die Bewertung dessen, was dies für die Erfüllung des kosmischen Zwecks der Menschheit bedeutet, ist ins Urteilsvermögen der Hierarchien des Schöpfers gestellt. Unausweichlich für jeden Menschen sind die Auswirkungen seines Entwicklungsstandes auf ihn selbst. Im Regelfall bekommt er sie zu spüren in Form von Erkrankung, vorzeitiger Alterung und Tod des biophysischen Organismus, bevor die Selbstrealisation einen Stand erreicht hat, der das Weiterleben seiner Seele erlaubt.

Im menschlichen Organismus existiert ein Subsystem, das in natürlicher Resonanz mit den »Informationspaketen« steht, die uns aus der kosmischen Urquelle »geschickt« werden.

Wenn es nicht so wäre, könnten wir die positiven evolutionären Informationen weder empfangen noch verarbeiten. Wollen wir unser naturgegebenes geistiges Potenzial wirklich ausschöpfen, ist es somit von erstrangiger Bedeutung, die Existenz eines solchen Subsystems anzuerkennen, es immer besser wahrzunehmen und möglichst effektiv zu nutzen. Auch ohne damit direkte Erfahrungen gemacht zu haben, leuchtet es ein, dass es sich hierbei um eine Funktion auf der feinstofflichen Ebene unseres allgemeinen Bestands handelt. Nennen wir sie den »Subinformativen Komplex« (SIK).

Wir gehen davon aus, dass der SIK auf der feinstofflichen Ebene den Rang eines echten Organs hat. Wie ein physisches Organ stellt er ein Subsystem des gesamten Organismus dar, nur eben nicht auf der physischen, sondern auf der geistig-psychischen. Gleichfalls hat er einen festen Platz im feinstofflichen Körper. Seine Aufgabe ist es, alle Bewusstseinsebenen im menschlichen System miteinander zu verbinden, um zu gewährleisten, dass alle Ressourcen möglichst vollständig zur Verfügung stehen.

Vergegenwärtigen wir uns die Funktionsweise des SIK mit dem Analogbeispiel eines Unternehmens der bemannten Raumfahrt. Sinn und Zeck eines Projekts in diesem Bereich ist es ebenfalls, menschliches Bewusstsein an einen Ort zu bringen, der sonst unerreichbar wäre. Die Kosmonauten befinden sich in einer Kapsel an der Spitze einer komplexen technischen Applikation. Es handelt sich um ein mehrstufiges System, das genügend Schubkraft bereitstellt und die exakte Steuerung des Projekts ermöglicht. Analog zu den verschiedenen Stufen dieser Trägerrakete fungieren im SIK verschiedene Funktionseinheiten, die wir »Blöcke« nennen. Ganz ähnlich, wie das gesamte Trägersystem unter der Raumkapsel den Kosmonauten den Einsatz auf ihrer Mission ermöglicht, so sorgt auch das gesamte SIK-System für den Einsatz der vollen Ressourcen des menschlichen Bewusstseins. Die ureigene Funktion dieses wundervollen evolutionären Systems besteht darin, die Übertragung der evolutionären Programme in unseren Organismus möglichst ohne Verlust oder Verzerrung von deren Informationen sicherzustellen. Dies leistet es durch seine Fähigkeit, mit der Geistigen Welt zu kommunizieren und automatisch negative Information zu transformieren.

Man sollte sich jedoch nicht von dem Attribut »automatisch« verführen lassen. Der SIK arbeitet sehr wohl automatisch – aber auf einer so hohen Ebene, dass hier das Gesetz der freien Wahl berücksichtigt werden muss. Ab einem gewissen Grad geistig-informationeller Intensität läuft zwar alles »rund und perfekt«, weil wir die Niederungen unserer alltäglichen Existenzebene weit hinter uns gelassen haben. Es läuft jedoch niemals ohne unser bewusstes Zutun! **Wir müssen uns für uns selbst entscheiden – für unsere eigenen, noch unentdeckten geistigen, gesundheitlichen und seelischen Potenziale.** Dies bedeutet, dass wir diesem fantastischen geistig-evolutionären Instrument des SIK, mit dem wir als Menschen gesegnet sind, ganz bewusst die Arbeit ermöglichen und es nach besten Kräften einsetzen müssen.

Damit schließt sich der Kreis zwischen der makrokosmischen und der mikrokosmischen Ebene wieder einmal auf verblüffend folgerichtige Art und Weise. Der richtige Zeitpunkt, um mittels SIK den Empfang der »Informationspakete« des kosmischen Bewusstseins einzuleiten, entspricht nämlich haargenau dem biologischen Rhythmus der Fluktuation unseres Bewusstseinssystems. Aus diesem Grund sollten wir unseren SIK unbedingt morgens nach dem Erwachen und abends vor dem Einschlafen aktivieren, also in unmittelbarer zeitlicher Anknüpfung an den periodischen Wechsel unseres psychischen Modus von »bewusst« zu »unterbewusst« beziehungsweise »überbewusst« und wieder zurück. Sonst verhält es sich mit dem SIK wie mit all jenen technischen Applikationen, die mit den beiden Basiskomponenten Information und Energie arbeiten: Wenn man sie nicht einschaltet, funktionieren sie auch nicht.

Die Technologie des Bewusstseins erlaubt also durchaus die eine oder andere Analogie zur Alltagstechnik unserer Zivilisationsstufe. »Analogie« bedeutet allerdings nicht »Identität« – man darf den fundamentalen Unterschied nicht aus den Augen verlieren, der zwischen grobstofflich-technischen Systemen und feinstofflich-energoinformationellen Systemen besteht. Letztere sind ungleich komplexer, sie entstehen spontan und sind unaustauschbarer Teil unserer Subjektivität. Aber die objektiven Gesetze des Universums sind überall die gleichen, wenn die Gesetzmäßigkeiten sich auf jeder Ebene auch anders darstellen. Zwischen den Programmen unserer technologischen Geräte und den Programmen des SIK besteht nun eine weitere interessante Parallele: Beide sind so komplex, dass sie, um überhaupt zu funktionieren zu beginnen, »initialisiert« beziehungsweise »installiert« werden müssen.

Den SIK zu initialisieren, ist eine Kulturtechnik des 21. Jahrhunderts und eine anthropologische Konstante zugleich.

Es geht um nichts weniger als darum, den heutigen Menschen wieder in sein Geburtsrecht als Wesen mit einer kosmischen Bestimmung und mit kosmischem Bewusstsein einzusetzen. Zunächst bedarf es dazu der Hilfestellung von außen, da der SIK für gewöhnlich nicht in seiner Funktion, ja nicht einmal in seiner Existenz erkannt wird. Der Autor dieses Buches nimmt die Initialisierung an interessierten Personen im Zusammenhang seiner Seminare mithilfe des sogenannten Bio-Informations-Generators vor. Dieser ermöglicht die Installierung eines geistig-evolutionären Programms, das die Funktion aller Organe und Systeme so weit in Schwung bringt, dass die betreffende Person in Resonanz mit den idealen Programmen der Evolution gehen kann.

Sobald die Subsysteme des SIK zu laufen begonnen haben, bildet er die Struktur des grobstofflichen und feinstofflichen Bewusstseins ab, einschließlich des Denkens, Fühlens und der Willensäußerungen. Und er erlaubt die gezielte Arbeit mit und auf den verschiedenen Ebenen des Bewusstseins. Dann erweist sich das Bewusstseinssystem des Menschen endgültig und unwiderruflich als geistig-ethische, evolutionäre, nicht lineare, multifunktionale Struktur, die um der leichteren Verständlichkeit und Handhabbarkeit willen in »Blöcke« gefasst wird. Diese dienen als Ansatzpunkte des Bewusstseinstrainings auf allen 12 Ebenen: vier geistig-evolutionäre Blöcke und ein Block »Spiritualität«.

Die Arbeit mit dem subinformativen Komplex dient dem Ziel, eine Qualität der mentalen und emotionalen Manifestationen zu erreichen, die einer hundertprozentigen Ausschöpfung des psychischen Potenzials Schritt für Schritt näherkommt, sie irgendwann erreicht und im Endeffekt sogar übertrifft. Nennen wir diese »Super-Ausbaustufe« der menschlichen Intelligenz, die selbst die in der Analogie von Makro- und Mikrokosmos angelegten Fähigkeiten übersteigt, von nun an »200 Prozent«. Dies ist eine bewusst einfach gewählte Bezeichnung, um zum Ausdruck zu bringen, dass die damit gemeinte Bewusstseinsqualität weder in Worten noch Zahlen zu erfassen ist. Handelt es sich doch um nichts anderes als um die direkte Verbindung zum Schöpfer und seiner unendlich großen Intelligenz.

Die nebenstehende Grafik zeigt die Struktur des Subinformativen Komplexes.

Die Arbeit damit erfolgt durch die vielfach bekannten und geübten Techniken der Visualisierung und Gedankenkontrolle. Im hier gegebenen speziellen Zusammenhang subinformativer Praxis geht es darum, eine wirksame innere Repräsentanz des Matrixkomplexes zu erschaffen und mithilfe positivinformativer Worte der Kraft nach und nach geistig-evolutionäre Gedankenprogramme zu installieren. Mit einem Wort: Bewusstsein und Unterbewusstsein mithilfe des Überbewusstseins völlig neu – lebensbejahend, heilend und harmonisierend – zu strukturieren. Im Folgenden werden zunächst die allgemeine Richtung und der formale Rahmen der Arbeit geschildert und danach ein Beispiel für ein konkretes Gedankenprogramm gegeben.

Um erfolgreich mit dem subinformativen Informationskomplex zu arbeiten, sollte man, wie gesagt, jeden Tag frühmorgens vor dem Aufstehen und abends vor dem Einschlafen sein Potenzial aktivieren. Das geschieht, indem man jeweils

Die vier Module des SIK

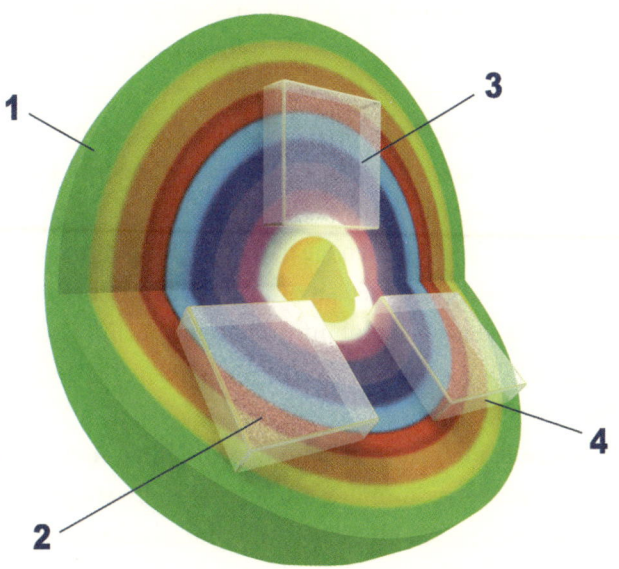

1 – Matrixmodul (Träger von 3 und 4)
2 – Basis (Geistige Information des Schöpfers /
2 – 100% Potenzial)
3 – Spezialisierung
4 – Indikator (Kontrolle)

unter voller Konzentration einen ganz bestimmten Satz in Gedanken ausspricht.

Morgens: »Ich bitte, meinen persönlichen subinformativen
Matrixkomplex für die Realisierung aller meiner lebenswichtigen Programme im Verlauf des Tages einzuschalten.«

Abends: »Ich bitte meinen persönlichen subinformativen Komplex für die vollwertige Arbeit im Schlaf einzuschalten.«

Dann können Sie noch Ihre Wünsche für die Nacht einführen, zum Beispiel:

»Ich habe einen erholsamen Schlaf und wache morgen gesund, vital und glücklich auf.« Oder: »Ich möchte bitte im Traum die Lösung für mein Problem sehen.«

Im Lauf des Tages können Sie dann die Durchführung eines konkreten Projekts, die Realisierung eines Wunsches oder eines beliebigen Vorhabens subinformationell beeinflussen.

Sprechen Sie dazu als Erstes in Gedanken den folgenden Satz aus:

»Ich wende mich an den Schöpfer und bitte, meinen subinformativen Matrixkomplex für meine vollwertige Arbeit an ... (Vorhaben) ... in all meine Aktivitäten einzubeziehen.«

Anschließend führen Sie Ihr Anliegen (Wunsch, Projekt, Absicht) gedanklich in den Spezialisierungsblock ein. Zur Bewertung Ihrer inneren Arbeit aktivieren Sie ein Kontrollprogramm mithilfe einer für Sie passenden Körperempfindung, zum Beispiel Wärme im Kopf. Dieses Kontrollprogramm führen Sie in der Kontrollblock ein. Wenn Sie im Kopf dann die Wärme verspüren, ist das ein Zeichen dafür, dass Sie Ihr Matrix-Programm erfolgreich installiert haben. Danach senden Sie das Programm durch den kosmischen Kanal. Das geschieht so:

Hauchen Sie das Mantra »Hhh-aaaa...« aus. Dies erfolgt in zwei Phasen. In der ersten Phase (erstes Ausatmen) hauchen Sie »Hhh...«. Dabei wird die Luft mithilfe von Bauchmuskeln, Anusmuskel und Zwerchfell »zusammengedrückt« und etwa ein Drittel davon ausgeatmet. In der zweiten Phase (zweites

Ausatmen) wird die restliche Luft ausgeatmet mit »Hhhaaa...«
Das soll ganz sanft und leise geschehen.

Während der zweiten Ausatmungsphase schicken Sie Ihr
gedankliches Datenpaket vertikal aus der Scheitelregion ins
Universum. Anschließend sprechen/denken Sie:

»Ich bitte alle Hierarchien des Weltalls, mir bei der Realisierung meines Programms zu helfen.«

Ganz zum Schluss bedanken Sie sich bei allen geistigen
Hierarchien und Ihren eigenen Ahnen für die Hilfe bei dieser
Arbeit.

Als konkretes Beispiel für die Arbeit mit dem subinformativen Matrixkomplex wird hier, in Ergänzung eines Kapitels
aus dem zweiten Teil dieses Buches, die Übung »Überprüfung
und Korrektur des Biorhythmus« gewählt. Die scheinbare
Komplexität des Übungsschritts, in dem der Matrixkomplex
einbezogen wird, sollte den Leser nicht entmutigen! In der
persönlichen Unterweisung wird vieles einfacher und er-
schließt sich leichter, als wenn es in trockener Schriftsprache
vermittelt wird. Gleichwohl sollte es möglich sein, bereits nach
dem aufmerksamen Lesen der folgenden Anleitung zur Anwendung zu schreiten und dabei wenigstens den besagten
»Geschmack« zu bekommen – das heißt, einen emotional
fühlbaren und mental messbaren Erfolg beim Üben zu ver-
zeichnen.

ÜBUNG

Zu Anfang führen Sie die Überprüfung Ihres Biorhythmus so durch, wie es im zweiten Teil dieses Buches geschildert wurde.[11] Danach schalten Sie ihren subinfomativen Matrixkomplex ein, um alle drei Biorhythmen gleichzeitig zu regulieren. Dies ist wichtig, auch wenn Sie bei der Überprüfung festgestellt haben sollten, dass nur einer oder zwei der drei Rhythmen nicht synchronisiert ist. Denn die drei Rhythmen arbeiten stets als Ganzes zusammen, und negative Erscheinungen in nur einem von ihnen wirken sich immer auch auf die beiden anderen aus. Sprechen Sie jetzt folgende Worte in Gedanken aus: »Matrix der gleichzeitigen Regulierung der drei Biorhythmen«.

Visualisieren Sie nun zehn farbige Kegel von der Farbe Rot bis Gold senkrecht und in der Reihenfolge, wie in der Darstellung »Ein neues Bioinformationsmodell des Bewusstseins« aufgezeigt, ins Zentrum der Matrix ein. Dazu sprechen Sie in Gedanken die Information für die Regulierung des physischen Rhythmus: »Mein Körper ist stark, aktiv und von großen Mengen Energie verschiedener Arten erfüllt. Ich will mich bewegen, Gymnastik machen, laufen und körperlich aktiv sein.«

Fügen Sie darauf das Programm zur Regulierung des intellektuellen Rhythmus hinzu: »Ich fühle den schöpferischen Energieschub, der mir dazu verhilft, im Laufe des Tages gut zu arbeiten und alle Probleme zu lösen.«

Schließlich das Programm für den emotionalen Rhythmus: »Ich fühle den großen Energieschub, das Einfließen der Liebe und der Güte, der Zärtlichkeit, der Reinheit, des Lichts und der

---

11 Siehe Seite 111

Hoffnung. Zärtlichkeit und Freude werden mein Herz im Laufe des ganzen Tages erfüllen.«

Und nun das Kontrollprogramm: »Wenn ich die Matrix innerhalb meines Kopfes in Senkrechtebene rechtsläufig drehe, werde ich angenehme Wärme (oder Kühle) fühlen, die durch den ganzen Körper fließt. Das wird der Indikator dessen sein, dass das vollständige Matrixprogramm in allen Organen und Systemen meines Organismus mit der nachfolgenden Realisierung installiert ist.«

Nachdem Sie den Zuwachs an körperlichen, emotionalen und schöpferischen Kräften verspürt haben, richten Sie die Matrix in Richtung kosmischen Kanal: vertikal ins Universum. Bedanken Sie sich bei allen Hierarchien für deren Hilfe.

PSYCHOINFORMATIONELLE PRAXIS FÜR EINSTEIGER

Alle Methoden, die im Folgenden beschrieben werden, sind ohne SIK praktizierbar, im Gegensatz zu den Übungen oben.

Zunächst eine Übung, die den physischen und energetischen Körper mit zusätzlicher Energie und positiver Information versorgt.

ÜBUNG

Sprechen Sie in Gedanken den folgenden Satz: »In meinem Kopf ist eine transparente Kugel. Ich führe in diese Kugel 10 Farben (von Rot bis Gold) ein.«

Das visualisieren Sie, wie es für Sie am einfachsten ist. Zum Beispiel können Sie sich vorstellen, wie Sie bunte Smarties in diese Kugel legen, oder Sie übermalen die transparente Kugel mit einem Pinsel mit allen Farben, von Rot bis Gold, der Reihe nach. Wie, spielt eigentlich keine Rolle – Hauptsache, Sie haben die Farben »gesehen«.

Dann sagen Sie: »Die Kugel ist warm«. (Das ist Ihr Kontrollprogramm.) Sie spüren die Wärme im Kopf – das Zeichen dafür, dass Ihr Programm vorbereitet ist. Jetzt lassen Sie diese Kugel »fallen«, und zwar durch Ihren makrokosmischen Kanal bis zum Beckenboden. Während des Falls passiert die Kugel alle Energie-Informationszentren (Chakren) und füllt sie mit zusätzlicher Energie und positiver Information an.

Und jetzt schicken Sie die Kugel vom Beckenboden aus durch Ihren makrokosmischen Kanal ins Universum, damit dieses Programm weiterhin für Sie arbeitet. (Mit dem Mantra Hhhhaaa…, wie oben beschreiben.)

Anschließend bedanken Sie sich bei allen Hierarchien für die Hilfe bei dieser Arbeit.

Nun noch einige Beispiele dafür, wie im Rückgriff auf tradierte Formen des spirituellen Lebens mit Gedankenprogrammen gearbeitet werden kann.

Die folgenden Übungen mögen deshalb »konventioneller« erscheinen, gleichwohl hat die ihnen zugrunde liegende Glaubensstruktur ihre transformierende Kraft über viele Jahrhunderte hinweg bewiesen und erhalten: jedenfalls dann, wenn wir auch als moderne Menschen uns damit noch – oder wieder – anfreunden mögen.

Eine allgemein nützliche Erklärung vorweg

Es existieren prinzipiell drei verschiedene Möglichkeiten, mit negativer Information – gleich von welcher Ebene sie kommt und auf welcher Ebene sie uns trifft, ob bewusst oder unbewusst – so umgehen zu können, dass sie uns nicht schaden muss. Von diesen drei Möglichkeiten können wir in jeder Situation unseres Lebens Gebrauch machen. Und wir können unsere Fähigkeit trainieren, dies zu tun. Diese Möglichkeiten sind:

> Blockieren,
> Transformieren und
> Ausleiten

der negativen Information.

Als Erstes wird eine Übung vorgestellt, die alle drei Möglich-keiten in sich vereinigt. Sie vermittelt einen Eindruck davon, welcher Art die Techniken sind, mit denen im Rahmen des Programms *Matrix der ewigen Jugend* gearbeitet wird. Sie wird von Tausenden Menschen in aller Welt angewendet, und die Ergebnisse sind so gut, dass sie möglicherweise als die belieb-teste Übung aus dem subinformativen Übungskomplex gelten darf. Einer ihrer großen Vorteile ist, dass sie von Anfängern und Fortgeschrittenen gleichermaßen angewendet werden kann. Und dass sie jederzeit und überall praktizierbar ist, da sie rein innerlich erfolgt. Eine Anmerkung zur religiösen Tonalität mancher Begriffe: Sie entspricht in der hier vorgestellten Form dieser Übung der in unserem Kulturkreis vorherrschenden, christlichen Orientierung. Dies ist aber nicht zwingend erfor-derlich. Die Sprache des Schöpfers ist nicht die Sprache der Worte, sondern des Herzens. Jeder mag die betreffenden Aus-drücke durch solche ersetzen, die seiner persönlichen religiö-sen Orientierung entsprechen. Wichtig ist, dass der Geist in unseren Worten eine Wohnstatt erhält!

ÜBUNG

Entspannen Sie Ihre Stirn und stellen Sie sich vor, dass der negative Impuls nach unten geht und ihren Organismus verlässt. Dann sprechen Sie dreimal in Gedanken den folgenden Satz: »Von wo der Gedanke gekommen ist, dorthin kehrt er wieder zurück.«

Um sich täglich mit einem guten Schutz vor der negativen Information zu versehen, sprechen Sie morgens dreimal das folgende kurze Gebet: »Herrgott, ich gehe mit dem Kreuz des Heiligen Vaters, gehe mit dem Blut Jesu Christi, es wird mich nur der besiegen, der stärker als Jesus Christus ist. Amen!«

Richten Sie dann das Gesicht nach Osten und sprechen Sie: »Sei Licht und Frieden im Himmel. Sei Frieden im Wasser. Sei Frieden auf der Erde. Sei Frieden für alle Wesen. Sei Glück für alle Wesen. Sei Freude für alle Wesen.«

Danach wenden Sie den Kopf nach rechts (Süden), dann nach links (Norden), darauf über die linke Schulter nach unten geneigt und schließlich über die linke Schulter nach oben geneigt (beide Male Westen).

Sobald Sie das Haus verlassen haben, sprechen Sie in Gedanken das Gebet: »Heilige Mutter Gottes, ich reise und Du reisest mit mir, Du bist vorne, ich hinter Dir, was Dir geschieht, geschieht auch mir. Amen!«

Dies dreimal in Gedanken wiederholen.

Als Ausklang des Tages und Wegleitung in die Welt der Träume, bereits im Bett liegend, vergegenwärtigen Sie sich vor dem Schlafen in Gedanken die 12 Gesetze des Aufbaus, der Entwicklung und der Vervollkommnung der 12 Ebenen des menschlichen Bewusstseinsystems.

Zu guter Letzt sprechen Sie laut oder in Gedanken das Schutzgebet: »Ich gehe schlafen, habe keine Angst. Jesus Christus ist oberhalb der Tür, die Mutter Gottes am Fußende, die Erzengel sind seitlich, der Engel ist über dem Kopf. Amen!«

Die morgendliche Hinwendung zum Höchsten ist für gläubige Menschen ein passendes Mittel, um den Tag im Sinne und im Einklang mit dem göttlichen Willen zu beginnen. Jeder hat dafür seine eigene Form, sein eigenes Ritual. Ob Gebet, Meditation oder Anrufung: Sie alle sind geeignet, um Geist und Seele entsprechend einzustimmen. Der Kosmohumanismus betrachtet den Menschen als Abbild Gottes und den Kosmos als das Werk Seines Willens und Ausdruck Seiner Liebe zu allem Lebendigen. Von daher ist es nicht etwa ein Ausdruck neuheidnischer, polytheistischer Orientierung, sondern der innigen Verbindung mit der Schöpfung des einen, allmächtigen Gottes, wenn wir großen Wert auf die innige Verbindung, ja, die direkte Kommunikation mit den kosmischen Kräften legen. Drüber hinaus ist es die wissenschaftliche Seite der kosmohumanistischen Glaubensstruktur, die etwa den zentralen Ort unseres Lebenssystems zu einem Ort besonderer Bedeutung erhebt. Unsere Sonne ist nicht nur metaphorisch, sondern faktisch der Ursprung des Lebensfeuers (Plasma). Die Vitalität, Jugendlichkeit und Resilienz des Organismus hängen sehr wesentlich von solaren Einflüssen ab. Der Zeitpunkt des Sonnenaufgangs ist ein Moment von intensiver Krafteinwirkung auf alle Lebensprogramme. Der Autor dieses Buches hat dies selbst vielfach erlebt, und in einem dieser besonderen Momente wurden ihm diese Worte eingegeben:

Die goldene Sonne schenkt allen Erdbewohnern das Leben.
Die goldene Sonne, sie scheint voller Liebe.
Die goldene Sonne bringt Freude ins Herz.
Die goldene Sonne schenkt dem Leben die Süße.

Wenn Sie mögen, sprechen Sie diese Worte an jedem Sonnen-
aufgang. Danach können Sie in Gedanken sagen: »Großer
Geist der Sonne, der Luft, des Wassers, der Erde und des Lebensfeuers! Gebt mir alle eure Energiearten, damit ich im Verlauf des Tages viel Kraft für die Ausübung der wichtigsten
Dinge zum Wohl der gesamten Menschheit, der Erde und des
Kosmos haben werde.«

Zu guter Letzt ein Beispiel dafür, wie man durch innere Arbeit diese Welt ein klein wenig mehr in Richtung Verzeihung
und Vergebung bewegen kann. Diese Methode empfing der
Autor in der Jerusalemer Grabeskirche am 31. Dezember 1992
während eines Gebets zu Jesus.

ÜBUNG

Am Anfang steht die Frage: »Wie kann ich lernen, auf das Böse
mit Güte zu antworten, wie kann ich das Böse neutralisieren?«

Bilden Sie in Ihrem Kopf eine transparente Kugel, bemalen
Sie diese Kugel mit violetter und mit grüner Farbe (es spielt
keine Rolle wie: ob gestreift, fleckig oder je zur Hälfte grün und
violett). Dann malen Sie in Ihren Gedanken ein rosa Herz auf
die Kugel, wie Kinder es machen würden. In der Mitte dieses
Herzens visualisieren Sie das Gesicht Jesu.

Und nun fügen Sie folgende Information in die Kugel ein:

»Lieber Jesus, ich bitte um Liebe und Güte für diesen Menschen (man kann den Namen eines Menschen nennen, der einem Böses getan hat, muss es aber nicht). Ich verzeihe ihm,
und ich liebe ihn. Dieses Programm spüre ich wie eine warme
Welle in meinem Körper.«

Schicken Sie die Kugel mit dem Programm erst zu Ihrem
eigenen Herzen. Sobald Sie die Wärme spüren, schicken Sie es
zum Herz Ihres Übeltäters mit dem Mantra Hhhaaa... Das
Programm wird mehrmals übertragen, bis Ihre negativen
Emotionen und Aggressivität verschwinden.

Später, wenn Sie diese Methode verinnerlicht haben, genügt
es, einfach nur mental zu sagen »Die Kugel von Jesus«. Das
Programm ist ja bereits geschrieben, Sie müssen es nur noch
übertragen.

SCHLUSSWORT

Man sollte die Macht der positiven Emotionen nie unterschätzen! Sie kommen für uns »aufgeklärte Erwachsene« nur zu leicht als einfältig, idealistisch und »weltfremd« daher. Das ist kein Zeichen eines reifen Geistes, sondern eines ängstlichen Herzens! Ein besonders tückischer Irrweg ist die moderne Überzeugung, dass es keine »schlechten« Emotionen gebe und dass alle Emotionen notwendig seien. Das ist schlicht unwahr. Echte, wirkliche Gefühle sind immer positiv. »Negative Emotionen« sind Derivate eines nicht richtig funktionierenden psychophysischen Stoffwechsels. Die Primärquelle des Lebens ist die geistige, moralische und positive Information, die dem Menschen Gesundheit und Langlebigkeit verleiht und seine evolutionäre Weiterentwicklung ermöglicht. Wer die negative, involutive Information vollständig transformiert hat, der kennt weder Krankheit noch negative Emotionen. Dieser Mensch lebt im vollständigen Einklang mit der unzerstörbaren Harmonie aller Welten und Ebenen des Kosmos.

REGISTER